Schneller schmerzfrei mit der KiD-Methode

Kurt Mosetter und Reiner Mosetter

Schneller schmerzfrei mit der KiD-Methode

Beweglich in Faszien und Muskeln

Patmos Verlag

Wichtiger Hinweis:
Die in diesem Buch enthaltenen Informationen, Hinweise und Übungen wurden nach bestem Wissen der Autoren erstellt und sorgfältig geprüft. Sie ersetzen jedoch nicht den persönlich eingeholten (psycho-)therapeutischen oder medizinischen Rat. Verlag und Autoren können für Irrtümer oder etwaige Schäden, die aus der Anwendung der dargestellten Informationen, Hinweise oder Übungen resultieren, keine Haftung übernehmen. Deren Nutzung bzw. Durchführung erfolgt auf eigene Verantwortung der Leserinnen und Leser.

Myoreflex ist ein eingetragenes Warenzeichen.
Offizielle Homepage: www.myoreflextherapie.de

MIX
Papier | Fördert gute Waldnutzung
FSC® C083411

Die Verlagsgruppe Patmos ist sich ihrer Verantwortung gegenüber unserer Umwelt bewusst. Wir folgen dem Prinzip der Nachhaltigkeit und streben den Einklang von wirtschaftlicher Entwicklung, sozialer Sicherheit und Erhaltung unserer natürlichen Lebensgrundlagen an. Näheres zur Nachhaltigkeitsstrategie der Verlagsgruppe Patmos auf unserer Website www.verlagsgruppe-patmos.de/nachhaltig-gut-leben
Übereinstimmend mit der EU-Verordnung zur allgemeinen Produktsicherheit (GPSR) stellen wir sicher, dass unsere Produkte die Sicherheitsstandards erfüllen. Näheres dazu auf unserer Website www.verlagsgruppe-patmos.de/produktsicherheit. Bei Fragen zur Produktsicherheit wenden Sie sich bitte an produktsicherheit@verlagsgruppe-patmos.de

Bibliografische Information der Deutschen Nationalbibliothek
Die Deutsche Nationalbibliothek verzeichnet diese Publikation in der Deutschen Nationalbibliografie; detaillierte bibliografische Daten sind im Internet über http://dnb.d-nb.de abrufbar.

6. Auflage 2025

Verlagsgruppe Patmos in der Schwabenverlag AG, Senefelderstr. 12, 73760 Ostfildern
Aktualisierte und ergänzte Neuausgabe des 2008 erschienenen Titels *Schmerzen heilen mit der KiD-Methode*
www.patmos.de

Umschlaggestaltung: Finken & Bumiller, Stuttgart
Umschlagmotiv: © shutterstock
Bilder mit Lisa Gretler
Fotos von Kersten Klomfass; www.3k-foto.de
Druck: CPI books GmbH, Leck
Hergestellt in Deutschland
ISBN 978-3-8436-0740-7 (Print)
ISBN 978-3-8436-0741-4 (eBook)

Inhalt

Einleitung

Unser Leben hat eine körperliche und eine seelische Seite. Die eine Seite wird von den Naturwissenschaften und der Hochschulmedizin beschrieben, die andere von der Psychologie und den Geisteswissenschaften. Die eine Seite besteht aus objektiven Vorgängen, die andere betrifft unser subjektives Erleben.

Wir selbst sind beides zugleich. Im Alltag gibt es keine Trennung zwischen Körper und Seele. Keinen Schritt und keinen Handgriff tun wir nur körperlich; keine Sorge oder Freude haben wir nur seelisch.

Wenn aber ernsthafte Sorgen aufkommen, dauerhafter Ärger und gesundheitliche Beschwerden, werden wir mit anderen Augen betrachtet: rein medizinisch oder rein psychologisch. Den Arzt interessieren dann die körperlichen Vorgänge in uns; er schaut sich Blutwerte und Röntgenbilder an. Der Psychologe fragt, wie wir dies und jenes erleben und geistig verarbeiten.

Bei sehr vielen Erkrankungen hat sich diese Arbeitsteilung durchaus bewährt. Es gibt aber auch Beschwerden, bei denen eine solche Zweiheit nicht passt; bei Bewegungseinschränkungen und Schmerzen kann sie in die Irre führen.

In diesem Ratgeber möchten wir eine dritte Möglichkeit vorstellen, wie wir Schmerz verstehen können: so wie wir unsere Mitmenschen und uns selbst im Alltag sehen und erleben – weder nur körperlich noch ausschließlich seelisch.

Schmerzen sind häufig das Ergebnis der Art und Weise, wie wir leben – und dennoch sehr konkret körperlich; wir müssen nicht seelenkundlich spekulieren und mutmaßen, was sich dahinter verbirgt.

Unser Körper ist das ausführende Organ, der Träger unseres alltäglichen Tuns; in seinen Muskel- und Faszienstrukturen finden wir ein lebendiges Bewegungs- und Handlungsnetzwerk. Leben wir einseitig und gestresst, bewegen wir uns zu viel oder zu wenig? – Die körperliche Seite agiert immer mit, ist ebenfalls einseitig und gestresst.

Schmerzen sind dann nur die berühmte Spitze des Eisberges, den wir aufbauen und mit uns herumtragen. Schmerzen machen auf unsere einseitige Art zu leben aufmerksam – und damit auf uns selbst. Schmerzen sind nicht entweder nur seelisch oder nur körperlich bedingt; sie sind immer beides.

Sowohl seelischer als auch körperlicher Stress führen zu Verhärtungen und erhöhten Spannungen in den Muskeln und Faszien (den Muskelhüllen). Auf Dauer wird der Körper so geschwächt: Die freie Beweglichkeit nimmt ab. Das reibungsfrei koordinierte Miteinander von Muskeln, Faszien, Sehnen, Gelenken und Knochen wird schlechter. Die Folge sind wiederum Schmerzen. Manche Bewegungen werden ausgespart. Es kommt zu Schonhaltungen. Und über die Zeit kann sich so ein Teufelskreis etablieren.

Mit gezielten, aber sehr einfachen Übungen können wir den Umgang mit unserem Körper so weit verbessern und trainieren, dass Schmerz und Bewegungseinschränkungen sich erst gar nicht melden müssen.

Die KiD-Methode (Kraft in der Dehnung) ist ein Weg der Körperachtsamkeit, der ganz konkrete Lösungswege aufzeigt. Schmerzen können geheilt und vermieden werden. Ohne dass wir gleich unser ganzes Leben ändern müssen, werden über den körperlichen Weg grundlegende Veränderungen möglich.

Schmerz hat viele Seiten: Auch die Physiologie des Schmerzes, die verschiedenen Schmerzbotenstoffe des Körpers arbeiten nicht unabhängig von uns. Unsere Körperachtsamkeit und die KiD-Übungen wirken auch auf dieser Ebene in Richtung Schmerzfreiheit und Beweglichkeit.

Schneller schmerzfrei mit der KiD-Methode – wenn Sie Schmerzen haben, die andauern oder immer wieder auftauchen, suchen Sie einen Arzt auf und lassen Sie organische Ursachen abklären. Erst wenn solche Ursachen ausgeschlossen sind, können Sie sicher sein, dass Sie Körperschmerzen von der Art haben, wie sie in diesem Buch gemeint sind. Auch dann ist es oft nicht leicht, sich selbst von diesen Schmerzen zu befreien. Oft bedarf es dennoch therapeutischer Hilfe, hier der Myoreflextherapie. Sie finden diese Therapie im vorliegenden Buch erklärt.

(Weitere Informationen sowie Myoreflextherapeuten finden Sie unter www.myoreflextherapie.de).

Die Ziele dieses Ratgebers sind: (1) Wissen über den eigenen Körper zu vermitteln und damit dem Leser die Möglichkeit an die Hand zu geben, neue Wege sowohl bei Übungs- und Trainingskonzepten als auch in einer eventuell nötigen Körpertherapie zu beschreiten. (2) Sich selbst in einen körperlichen Zustand zu bringen, in dem sich Schmerzen erst gar nicht entfalten. (3) Vorhandene Körperschmerzen wieder in Bewegung und damit zum Abklingen zu bringen.

Was ist Schmerz?

Die beiden Seiten des Schmerzes

Wenn wir erzählt bekommen oder sehen, wie ein guter Freund mit einem scharfen Messer hantiert, dabei abrutscht und sich tief in die Hand schneidet, bis auf den Knochen, dann tut uns das fast selbst weh. Sein Schmerz steckt uns an. Wir können so etwas nicht nur zur Kenntnis nehmen und neutral beobachten.

Wenn ein Stück Fleisch zerlegt wird, ein Beefsteak oder ein Lammrücken, so berührt uns das nicht wirklich. Wenn das Messer aber in lebendes Fleisch fährt, dann verletzt das etwas – in uns und erst recht in der betroffenen Person.

Warum stecken Verletzungen und Schmerzen an? Beim Sehen zum Beispiel ist das anders: Wenn unser Freund eine Rose sieht und wir nicht – warum spüren wir hier nicht, was er sieht und empfindet?

Wohl deshalb, weil wir beim Sehen den Gegenstand, die Rose, brauchen, um mitsehen zu können. Und sei es auch nur durch eine detaillierte Beschreibung und darauf aufbauende innere Bilder.

Unsere Sinne (Sehen, Hören, Riechen, Schmecken, Tasten sowie der Temperatursinn) verweisen auf umliegende Dinge oder Ereignisse. Auch Schmerzen tun das; sie verweisen etwa auf die Tatsache, dass die Hand verletzt wurde und nun eine tiefe Schnittwunde hat. Anders als bei den Wahrnehmungen mittels unserer Sinnesorgane jedoch bestehen Schmerzen immer auch aus einer Botschaft über uns selbst. Es gehört zum Wesen jeder schmerzhaften Wahrnehmung, dass sie anzeigt, wie es uns damit geht.

Sehen kann angenehm oder unangenehm sein; das Gesehene etwas, was man erstreben oder vermeiden will. Meist verhält sich das Sehen einfach neutral und gleichsam unbeteiligt. Wenn aber eine Hand verletzt wird, dann nehmen wir nicht nur eine Hand wahr, sondern die Hand des Freundes oder die eigene Hand.

Das heißt, Schmerz bildet eine Schnittmenge, ein Mittelding zwischen einer Sinnesfunktion, dem Wahrnehmen von etwas (zum Beispiel dem Sehen der Rose), und einem Gefühl, einer inneren Empfindung, die unseren Mitmenschen oder uns selbst meint.

Wir können uns in unsere Mitmenschen hineinfühlen und verstehen, was sie erleben, weil wir selbst schon Schmerzen empfunden haben und ein andermal wieder empfinden können und weil wir nicht nur *von außen* (etwa über das Sehen und Hören), sondern *von innen heraus* mitwissen und mitfühlen, was dem Freund passiert und was er erleidet, wenn er seine Hand verletzt.

Schmerz hat also zwei Seiten. Zum einen berichtet er uns ebenso wie unsere Wahrnehmungssinne über objektive Sachverhalte. Zum anderen ist er eine sehr subjektive (persönliche) und intersubjektive (zwischenmenschliche) Angelegenheit, bei der es um unser Innenleben und um die Beziehung zu unseren Mitmenschen geht. Wir können nicht nur körperliche Schmerzen (die Wunde an der eigenen Hand), sondern auch seelische Schmerzen (die Wunde an der Hand des Freundes) haben.

Die eine Seite können wir die **physiologische** Seite des Schmerzes nennen, die andere die **psychologische**.

↙ Schmerz hat zwei Seiten ↘ (zwei Sichtweisen)	
Wahrnehmung von etwas, Wissen über etwas	Gefühl für Mitmenschen und sich selbst
objektiv (»die Hand«)	subjektiv (»seine Hand«, »meine Hand«)
körperlich	seelisch
physiologisch (Schmerzwahrnehmung mittels spezifischer Sensoren, sog. Nozizeption)	***psychologisch*** *und sozial* (Schmerzerleben)
(1)	**(2)**

(1) Die physiologische Seite: Die Schmerzwahrnehmung wird in den verschiedenen Fächern der Medizin beschrieben und behandelt. In der Neurologie, der Orthopädie usw. wird versucht, die jeweils zugrunde liegenden körperlichen Sachverhalte zu klären. Dabei geht es zum einen um die Schmerz auslösenden Faktoren.

Diese sind sehr gut erkennbar bei einer Verletzung der Hand; weniger deutlich verhält es sich bei etwaigen Gelenkentzündungen oder zum Beispiel bei Schmerzen der inneren Organe. Vgl. hierzu das Kapitel »Die Physiologie des Schmerzes«.

Zum anderen interessiert sich die Medizin für die entsprechenden Wahrnehmungs- und Verarbeitungsorgane; also für die Schmerzsensoren sowie für die Nerven- und Hirnstrukturen, welche den Schmerz verarbeiten.

(2) Die psychologische Seite: Das Schmerzerleben wird in der Psychologie beschrieben und behandelt. Die verschiedenen Ausrichtungen der Psychologie formulieren dabei unterschiedliche Erklärungen und therapeutische Wege. Insbesondere die Theorie, dass Schmerzen über das Mitleiden von vertrauten Personen »sozial verstärkt« werden, ist hier eine Leitidee: In einfachen Versuchsanordnungen kann man die Schmerzempfindlichkeit eines Menschen bestimmen. Dabei gibt man Versuchspersonen eine Schmerzskala in die Hand, auf der sie ihre Schmerzen stufenlos von »0 = schmerzlos« bis »10 = unerträglich« einordnen können. Gibt man nun den Testpersonen auf der Haut ganz feine Stromreize, dann können sie diese Reize über die Skala beschreiben. Je stärker die Stromreize sind, umso höher fallen die Schmerzangaben (die Werte der Schmerzskala) aus. Testet man mehrere Personen, so kann man einen Durchschnitt ermitteln. Der Reizwert x entspricht dann dem Schmerzwert 1, der Reizwert y dem Schmerzwert 2 usw. So erhält man objektive Durchschnitts-Schmerzwerte, die objektiven Reizwerten (zum Beispiel bestimmten Stromstärken usw.) entsprechen.

Interessant ist nun die Tatsache, dass diese Schmerzwerte deutlich höher ausfallen, wenn die Teilnehmer nicht allein an solchen Versuchen teilnehmen, sondern in Begleitung einer vertrauten Person. Sitzt also der Ehepartner während der Versuche direkt neben der Testperson, so ist die Testperson schmerzempfindlicher. Derselbe Reizwert (Stromwert x) verursacht dann nicht mehr den Schmerzwert »1«, sondern zum Beispiel den Wert »1,5« oder »2«.

Daraus schließt die Psychologie, dass unser Schmerzerleben nicht einfach nur eine Reaktion auf objektive Störfaktoren ist, sondern dass Schmerzen seelisch, mitmenschlich-sozial beeinflusst und geregelt werden. Das Mitleiden einer vertrauten Begleitperson *verstärkt* die Schmerzen der Testperson.

Das Modell der sozialen Verstärkung des Schmerzerlebens bildet die Basis für entsprechende Konzepte der Schmerztherapie. Wenn unser Schmerzerleben von subjektiven (nicht objektiven) Faktoren abhängig ist, muss auch das Schmerzerleben von Schmerzpatienten über solche subjektiven Faktoren zu beeinflussen sein. Über die Lenkung der eigenen Aufmerksamkeit und die Beeinflussung der eigenen, subjektiven Faktoren soll es den Betroffenen möglich werden, ihr Schmerzerleben weniger empfindlich zu gestalten. Schmerzen sollen dadurch weniger schmerzhaft sein.

Die objektive und die subjektive Seite – ist das alles? Sehr häufig zeigt sich, dass diese beiden Grundkonzepte, die Medizin einerseits, die Psychologie andererseits, nicht weiterhelfen, wenn es um die Therapie und das praktische Vermeiden von Schmerzen geht, und zwar, weil sie am eigentlichen Phänomen Schmerz vorbeigreifen.

Eine dritte Sichtweise

In diesem Ratgeber wollen wir eine dritte Sichtweise vorstellen. Eine dritte Sichtweise im Sinne einer Synthese, einer Summe, die bekanntlich mehr als ihre Einzelteile ist.

Bei vielen Schmerzen genügen *weder* die Mittel der Medizin für sich allein, *noch* führen die Wege der Psychologie zu den Zielen der Schmerzfreiheit oder Schmerzreduktion und Schmerzprävention.

Dessen ungeachtet sind sehr viele Erkenntnisse dieser beiden Sichtweisen und Wege enorm aufschlussreich. Wir können sagen: *Sowohl* die medizinische *als auch* die psychologische Sichtweise halten wertvolle Erkenntnisse bereit. Warum sie dennoch *am eigentlichen Phänomen Schmerz vorbeigreifen?* – Dies liegt daran, dass diese beiden Sichtweisen *getrennt voneinander* entwickelt und genutzt werden.

Vielleicht können wir diese beiden Sichtweisen mit unseren beiden Augen vergleichen. Jedes von ihnen kann sehen. Wenn wir ein Auge schließen und mit einem Auge die Umgebung beschreiben, so liegen wir mit unseren Aussagen meist richtig. Wir können eine gelbe Rose auch mit einem Auge erkennen. Wenn wir aber die Rose nun greifen wollen, kommt eine leichte Unsicherheit in unser Tun. So etwas geht besser mit beiden Augen. Zwar ist der optische Eindruck, den uns das offene Auge bietet, korrekt. Wenn wir uns jedoch unbeirrt und zielsicher verhalten wollen, brauchen wir einen *dreidimensionalen* Seheindruck. Dann sehen wir nicht nur richtig, sondern für uns passend. Keines der beiden Augen kann dieses Kunststück alleine leisten.

Eine Vielzahl von Schmerzen kann nur dann wirklich verstanden und erfolgreich vermieden beziehungsweise behandelt werden, wenn wir zu einem wirklichen *»Sowohl – als auch«* von Medizin und Psychologie kommen. Dieser Aufgabe wollen wir im folgenden Kapitel nachgehen. Manche Denkgewohnheit werden wir dabei aufgeben oder ergänzen müssen.

Was wir in diesem Ratgeber nicht beschreiten wollen, sind die *psychosomatischen* (seelisch-körperlichen) und die *somatopsychischen* (körperlich-seelischen) Wege. Wege, die Schmerzen als Verschiebungen vom Bereich des Seelischen ins Körperliche (als sogenannte Konversion, Somatisierung) oder umgekehrt vom Bereich des Körperlichen ins Seelische beschreiben. So werden die Wege gleichsam hintereinander gereiht. Im obigen Vergleich: Die Sicht des einen Auges wechselt hier mit der Sicht des anderen; es kommt zu keinem dreidimensionalen Anblick des Gegenstandes.

Wenn wir jedoch mit beiden Augen zugleich arbeiten, dann kommen neue Perspektiven und Tiefendimensionen in unser Bild vom Schmerz. Insbesondere das Ineinandergreifen der Schmerzwahrnehmung und des Schmerzerlebens, der objektiven und der subjektiven Seite des Schmerzes, unseres Wahrnehmens und Erlebens überhaupt, wird dabei wichtig sein.

objektiv (»die Hand«)	subjektiv (»seine Hand«, »meine Hand«)
Schmerzwahrnehmung	Schmerzerleben
(1) **ein eindimensionales Bild**	**(2)** **ein eindimensionales Bild**
↘ Synthese (3) ↙ innere Verbindung von (1) und (2), **ein dreidimensionales Bild**	
=> praktische Möglichkeiten	

In diesem Buch wollen wir ein Konzept vorstellen, das im Gegensatz (und in Ergänzung) zum medizinischen Konzept einer objektiven Körperstörung und zum psychologischen Konzept eines falschen Schmerzerlebens den Menschen in seinem konkreten körperlichen Handlungs- beziehungsweise Aktionsraum in den Vordergrund stellt. Daraus ergeben sich sehr effektive und doch einfache praktische Möglichkeiten, Schmerz zu lindern und zu vermeiden.

Am besten können wir ein neues, drittes Schmerzkonzept beschreiben, wenn wir zunächst die Vorstellungen der beiden ersten Konzepte, insbesondere die Vorstellungen der Medizin, genauer betrachten. Dabei werden wir auf einige Ungereimtheiten stoßen. Diese verhelfen uns zu einer neuen Sichtweise.

Ein Netzwerk ohne Anfang und Ende

Auch die »objektive Seite« (1) kann neu und umfassender gesehen werden. In den letzten Jahren wird ein Paradigmenwechsel in der Wissenschaft der Physiologie und der Medizin absehbar. Weg von der Vorstellung eines mechanischen Bewegungsapparates, den man bei Störungen wieder richten, einrenken oder operieren kann. Hin zu einem Gesamtbild, das den Körper und seine Funktionen sehr vernetzt und dynamisch darstellt.

Im Medizinstudium werden beim Sezieren die *einzelnen* Muskeln, Organe und Nervengewebe herauspräpariert und beschrieben, indem das Faszien- und Bindegewebe entfernt werden. Solche künstlichen Trennungen und Abtrennungen kommen aber im lebendigen Körper nicht zum Tragen.

Wenn wir lebendige Körper wirklich verstehen wollen, sollten wir bereits in der Physiologie einen Wechsel vollziehen: Weg von analytischen, isolierenden und reduktionistischen hin zu synthetischen, kontextuellen und holistischen Methoden und Modellen. Statt unzähliger Einzelwirkungen zeigt sich dann vernetzte Kausalität.

Im letzten Jahrzehnt zeigt sich das System der Faszien geradezu als greifbares lebendiges Sinnbild für ein solches vernetztes Denken. Die Wissenschaft erkennt die Faszien mehr und mehr als ein *Ganzkörpernetzwerk* – ohne Anfang und ohne Ende. Das System der Faszien umfasst jeden Knochen, jedes Organ, alle Nervenverläufe. Faszien umhüllen und durchdringen auch jeden Muskel. Und über 80 Prozent der sogenannten freien Nervenenden befinden sich dabei in den faszialen Muskelhüllen.

Bindegewebe und Faszien zeigen sich so als ein sehr basales, reiches und umfassendes Sinnesorgan. Sie bilden gleichsam die Außenstellen unseres Nervensystems und sind so auch eine wichtige Basis unseres Körpersinns. Die körperliche Selbstwahrnehmung, die Propriozeption, sagt uns, wo wir uns wie bewegen. Und wenn Bewegung schiefläuft, meldet sie Schmerz.

Wir werden im Weiteren sehen und spüren, wie umfassend vor allem die Muskel- und Faszienlinien als lebendiges Geflecht über dem gesamten Körper ihre Wirkung ausbreiten.

Aber auch das molekulare Innenleben der Faszien und Muskeln hilft, viele Prozesse noch besser zu verstehen. Im Falle von Krankheit und Schmerz können diese Erkenntnisse helfen, die Wirksamkeit der Selbsthilfe und der KiD-Übungen noch zu vertiefen. Bis in die Strukturen der sogenannten Grundsubstanz hinein, die jede einzelne Zelle umgibt, können wir positive Veränderungen bewirken (vgl. Mosetter u. Mosetter 2010; 2015).

Wie entsteht Schmerz?

Es gibt verschiedene Theorien, wie und warum sich Schmerz entwickelt. Hier die wichtigsten; ferner unsere Sichtweise.

Schmerzwahrnehmung durch unsere fünf Sinne – eine Frage der Intensität

Wie wir bereits gesehen haben, ist Schmerz nicht ein Sinn wie unsere anderen fünf Sinne. Unsere Sinne sind die Fähigkeit, mit speziellen Sinnesorganen (Sensoren) zu empfinden beziehungsweise wahrzunehmen. In den Augen und Ohren, in der Nase und auf der Zunge und ferner in der Haut befinden sich jeweils ganz spezifische Sinneszellen. Diese reagieren auf Licht- und Schallwellen, auf chemische Reize, auf Druck und Temperatur.

Wir können spüren, ob ein Gegenstand kalt, warm oder heiß ist; ab einer bestimmten Temperatur wird die Berührung für uns schmerzhaft. Wenn die Grenzen unserer Sinne überschritten und verletzt werden, kommt es zu Schmerzen. Schmerz ist hier also eine Frage der Intensität: Zu viel Licht in den Augen *blendet uns*, zu viel Lärm in den Ohren *tut weh*, zu viel Schärfe auf der Zunge oder in der Nase *brennt*, zu viel oder zu wenig Wärme auf der Haut ist *schmerzhaft*.

Dies sind aber Ausnahmezustände, die wir in der Regel schnell einer äußeren Ursache zuordnen können – dem gleißenden Licht der Sonne in den Augen, dem Lärm des Düsenjägers in unseren Ohren, der Chilischote auf der Zunge, im Gaumen und in der Nase, dem kochenden Wasser auf der Haut. Wir können dann unverzüglich reagieren und uns, das heißt unsere Sinne, dem schädlichen Reiz aus der Umwelt entziehen.

Wenn wir von Schmerzen sprechen, wenn wir selbst *Schmerzen haben*, meinen wir jedoch meist nicht diese Schmerzen.

Nozizeptoren – spezifische Schmerzzellen

Neben den Sinneszellen, den Rezeptoren unserer fünf Sinne, hat unser Organismus zudem spezifische Sinneszellen, die Schmerz vermitteln können.

Nozizeption heißt übersetzt: Wahrnehmung/Registrierung (*Re-*

zeption, lateinisch: die Aufnahme, der Empfang) eines Schadreizes (*Noxa*, lateinisch: der Schaden; *nocere*, lateinisch: schaden). *Nozizeptoren* »reagieren auf mechanische, thermische und chemische Reize« (Strian 1996). Über Nachrichtenleitungen (Schmerznervenfasern; rascher leitende A-d-Fasern und langsam leitende C-Fasern) ziehen diese unmittelbar zum Rückenmark.

Insofern geht es auch hier um die Intensität von Reizen. Dennoch ist das Konzept ein anderes. Die Wissenschaft nennt das Modell, in dem Schmerzen aufgrund dieser speziellen oder spezifischen Sensoren und Nervenfasern zugeordnet werden, *Spezifitätstheorie*. Nach dieser Theorie ist Schmerz zu verstehen als eine »selbständige Empfindung mit einem dafür spezialisierten nervösen Apparat« (Birbaumer u. Schmidt 2003). Viele Wissenschaftler gehen davon aus, dass die Schmerzwahrnehmung, die sogenannte Nozizeption, auf Dauer nicht über die Intensität unserer Sinne vermittelt wird, sondern einen anderen Weg beschreitet.

Welches sind diese Schadreize, Noxen, die uns Schmerzen bereiten? Was nehmen wir wahr, was registriert unser Organismus? Hier die Meinung der Wissenschaft, eine Meinung, die auch sehr viele Ärzte und Schmerzspezialisten vertreten:

> »Die Nozizeptoren können durch intensive Reize (›Noxen‹) direkt erregt werden, wie etwa während einer mechanischen Gewalteinwirkung. Viel häufiger ist es aber wahrscheinlich so, dass durch ihre Erregung eine *Kette von Zell- und Gewebereaktionen* ausgelöst wird, an deren Ende die Freisetzung von einem oder mehreren Stoffen steht, z.B. bei einer **Gelenkentzündung** von Prostaglandinen, Bradykinin, Serotonin und anderen, die dann als *Noxen im engeren Sinne* erregend und sensibilisierend auf die Nozizeptoren einwirken.« (Birbaumer u. Schmidt 2003)

Demnach sind es vor allem lokale Entzündungsprozesse, welche Schmerzen bewirken. Aus diesem Grund sind viele, vor allem chronische Schmerzen hinsichtlich ihrer »physiologischen Aufgabe« als »sinnlos« einzustufen – so Birbaumer und Schmidt (ebd.).

Bei vielen Schmerz- und Entzündungsbotenstoffen jedoch zeigt sich, dass diese im Einzelnen, erst recht jedoch in ihrer Wechselwirkung immer mehrere Wirkungen haben. Oft führen erst chronische Belastung, Stress und Immobilisation zu einer Entgleisung in Richtung Schmerzaktivierung. Vgl. das Kapitel »Schmerz- und Stressbotenstoffe«.

Schmerz – ein fragliches Warnsignal?

In der Medizin wird Schmerz häufig nur als *»fragliches Warnsignal«* gesehen:

> »Schmerz wird hierzulande immer noch als Alarmsignal verstanden, als Signal also, mit dem der Körper warnt und auf ein Fehlverhalten, eine Verletzung oder eine Erkrankung aufmerksam macht. Dieses Alarmsignal ist sinnvoll, wenn es darum geht, den Finger rasch von der Herdplatte wegzuziehen oder bei Gallenkoliken den Arzt zu rufen. Es hat jedoch bei Tumorpatienten im Finalstadium und auch nach Operationen praktisch keine biologische Funktion mehr. Das Argument, das Alarmsignal nicht unterdrücken zu wollen, kann demnach kaum als Berechtigung für eine unterlassene Schmerztherapie herangezogen werden. Im Gegenteil: Werden akute Schmerzen nicht ausreichend behandelt, so droht dem Patienten unter Umständen sogar ein chronisches Schmerzleiden.« (Vetter 1999)

Mit dem Hinweis auf die *Sensibilisierung* (eine Steigerung der Empfindlichkeit) der Nozizeptoren warnen viele Mediziner vor einer *Chronifizierung* (einem dauerhaften Bleiben und Verfestigen) der Schmerzen. Wenn die Nozizeptoren dauernd und ständig gereizt werden, werden sie immer empfindlicher und sensibler.

Nach dieser Vorstellung können Schmerzen nur adäquat und treffsicher vermieden, abgemildert und gestoppt werden, wenn Schmerzmittel verordnet werden (nicht opioidartige Analgetika und, wenn diese nicht ausreichen, Opioidanalgetika), welche die Nozizeptoren betäuben. So soll eine weitere Chronifizierung und Erhöhung der Schmerzempfindlichkeit vermieden werden.

Es ist jedoch wichtig, zwischen *somatischem* und *visceralem* Schmerz *(Eingeweideschmerz)* zu unterscheiden: Der somatische Schmerz kann weiter untergliedert werden in den *Oberflächenschmerz* (er kommt von der Haut) und den *Tiefenschmerz* (aus den Knochen, den Gelenken, den Faszien und der Muskulatur).

Hinsichtlich des Oberflächenschmerzes und des Eingeweideschmerzes steht die zitierte Einschätzung von Schmerz außer Frage. Bei Veränderung des Gewebes (histomorphologischen Veränderungen) ist auch der Tiefenschmerz dem visceralen Schmerz vergleichbar.

Viele Ursachen des Tiefenschmerzes liegen jedoch in einer gestörten *Funktion* und *Bewegungsgeometrie* des Körpers. Der Großteil dieser Schmerzqualität ist in einer gestörten *Biomechanik* begründet und somit auch dort zu suchen und entsprechend zu behandeln. Bei diesen Schmerzen ist eine *Schmerztherapie mit Analgetika* sehr oft ***kontraindiziert*** und sicher nicht das Mittel erster Wahl.

An dieser Stelle ein wichtiger Hinweis:
Wenn Sie Schmerzen haben, die andauern oder immer wieder auftreten, suchen Sie einen Arzt auf und lassen Sie organische Ursachen abklären!

Erst wenn solche Ursachen ausgeschlossen sind, können Sie sicher sein, dass Sie Schmerzen von der Art haben, wie sie in diesem Buch gemeint sind.

Unser Körpersinn: Tiefensensibilität

Auch wenn das sogenannte »Nozizeptionssystem in seinen Grundzügen bekannt ist« (Strian 1996), so stellt sich die Sache aus unserer Sicht, das heißt vor dem Hintergrund der Erfahrungen der Myoreflextherapie und der KiD-Methode, anders dar: Das *System der Schmerzwahrnehmung* ist mit der Spezifitätstheorie *zu eng* gefasst. Wichtig sind vielmehr auch die *Sensoren der Motorik und der Tiefensensibilität*, welche zwischen Schmerz und den Bewegungen unseres Körpers vermitteln:

Unsere fünf Sinne richten sich auf die Dinge, die uns umgeben:

auf unsere Umwelt, das Licht und die Geräusche der Umgebung, die Qualität der Luft und den Geschmack unseres Essens.

Wir haben aber noch weitere Sinne, nämlich den *Gleichgewichtssinn* und den *Körpersinn.* Diese befassen sich vor allem mit uns selbst, mit unserem Körper. Sie nehmen unsere eigene Lage in der Umwelt wahr. Sie zeigen uns, *was* geschieht und *welche* körperlichen Aktivitäten und Bewegungen wir auf *welche Art* ausführen.

Die Wissenschaften der Biologie und der Medizin nennen diesen Sinn *Propriozeption*, was übersetzt so viel heißt wie *Eigenwahrnehmung* (*Proprium*, lateinisch: das Eigene). Diese Wahrnehmung richtet sich nicht nach außen, zur Umwelt hin, sondern auf das Eigene, ins Innere des Organismus – quasi in die Tiefe. Aus diesem Grunde nennt man diesen Sinn auch *Tiefensensibilität.*

Der Körpersinn in den Muskeln und Faszien

Um zu wissen, was er macht und wie er sich bewegt, ist unser Körper mit unzähligen kleinen Sensoren (Messfühlern) ausgestattet. Und weil es die Muskulatur ist, die all seine Aktionen ermöglicht und in Gang setzt, sind vor allem hier Körpersensoren zu finden.

Dort, wo die einzelnen Muskeln an den Knochen ansetzen (der Muskel-Faszien-Sehnen-Knochen-Übergang, Muskelursprung und Muskelansatz), finden sich besonders viele Sensoren.

Wichtig sind dabei vor allem die sogenannten *Sensoren der Stütz- und Zielmotorik* (Körperhaltung und Körperbewegung), die *Muskelspindeln* und die *Golgi-Sehnenorgane.* Die Muskelspindeln sind primär für die Längenkontrolle des Muskels zuständig, die Sehnenorgane für die Kontrolle der Spannung.

So registrieren diese Sensoren, *was* geschieht und *welche* Bewegungen auf *welche Weise* ausgeführt werden. Wird zum Beispiel beim Bizepsmuskel des Arms eine große Länge registriert, weiß der Körper, dass dieser Arm ausgestreckt ist; ist der Bizeps gekürzt, ist der Arm gebeugt. Beim Anheben eines Koffers meldet die Bizepsspannung sofort, ob dieser Koffer schwer oder leicht ist. Entsprechend dieser Spannung wird das Gewicht des Koffers eingestuft und die nötige und passende Kraft aufgewendet (nicht zu wenig und nicht zu viel), um diesen Koffer anzuheben.

Unser Körpersinn, seine Tiefensensibilität arbeitet also (1) als

Sinn für die Stellung und Haltung des Körpers, (2) als Sinn für seine Bewegungen und (3) als Sinn für die Kraft, die er dabei einsetzt.

Natürlich sind bei jeder Aktion stets mehrere Muskeln beteiligt. Ist zum Beispiel der Bizeps des Armes gestreckt, so ist der Muskel auf der Rückseite des Oberarmes, der Trizepsmuskel, gekürzt. Zieht sich der Trizeps zusammen (Kontraktion), streckt er den Arm – der Bizeps ist dann gestreckt und entspannt (Relaxation). Umgekehrt beugt ein Zusammenziehen des Bizeps den Arm – dann ist der Trizeps gestreckt. Bizeps und Trizeps funktionieren als sogenannte *Gegenspieler (Antagonisten).* Es könnte auch *Mitspieler* heißen, aber dieses Wort ist für Muskeln reserviert, die in dieselbe Richtung ziehen (die beiden Muskelbäuche des Bizeps zum Beispiel sind *Synergisten*). Die Zusammenarbeit von Bizeps und Trizeps, das jeweils passende *Anspannen des einen* und *Loslassen des anderen Muskels* ermöglichen eine erfolgreiche und reibungsfreie Bewegung des Arms.

Wie wir sehen werden, entwickelt der Körper dann Schmerzen, wenn dieses Zusammen- und Gegenspiel nicht mehr richtig funktioniert, wenn also ein Muskel anspannen will (zum Beispiel der Trizeps den Arm strecken will), der andere Muskel aber nicht entspannt und loslässt (der Bizeps also zum Beispiel ebenfalls anspannt). Wir nennen die Gesamtheit aller Muskelaktivitäten auch die Bewegungsgeometrie des Körpers. Gerät diese aus dem Lot, kommt es zu Schmerz.

Tatsächlich spielen noch sehr viele weitere Muskeln bei jeder Armbewegung eine Rolle. Sie alle zusammen, die Totale ihrer jeweiligen Aktivitäten ergibt die fließende Bewegung des Armes, wenn wir z. B. mit der Hand nach etwas greifen oder einen Tennisschläger führen. Ihre jeweiligen Muskelmeldungen **geben in einem Gesamtbericht an, *was* der Arm macht und wie er etwas durchführt – dies gilt für unseren Körper im Ganzen**. Das *Was* gibt dabei die Tätigkeit und seinen Gegenstand an (zum Beispiel Gehen auf Glatteis, Tragen eines schweren Steines), das *Wie* die Art und Weise dieses Tuns – ob es schwer- oder leichtfällt, vertraut oder neu, ökonomisch (reibungslos, harmonisch und zweckdienlich) oder unökonomisch ist.

Wenn wir beim Gehen ins Rutschen geraten (egal, ob auf einem vereisten Weg oder ganz unerwartet auf einer Bananenschale), helfen uns die Sensoren in unseren Beinmuskeln dabei, (möglichst) nicht hinzufallen. Sie überwachen die Stellungen unserer Beine und unsere Körperhaltung und sorgen so dafür, dass wir (fast) immer schnell und richtig handeln und reagieren. Dass die Schritte nicht zu groß und nicht zu klein sind, nicht zu schnell und heftig, sondern *passend* zur Umgebung – zum steinigen Weg, zur geteerten Straße, zum Glatteis und – wenn es sein muss – auch zur berühmt-berüchtigten Bananenschale.

Das *Wie* des Gesamtberichtes unseres körperlichen Tuns zeigt auch das *Wie* seiner Bewegungsgeometrie an; ist diese unökonomisch und körperlich aus dem Lot, ist das *Wie* ***schmerzhaft***, *stechend*, *brennend*.

Sensoren der Gelenke und der Haut

Für eine ausgewogene Balance von unwillkürlichen Informationssystemen aus Tiefensensibilität und innerem Selbstsinn können alle entsprechenden Messfühler richtig berührt beziehungsweise ihrer spezifischen Fähigkeit entsprechend trainiert und angesprochen werden.

Neben den Muskelspindeln und Sehnenorganen sind für die Eigenwahrnehmung des Körpers vor allem die *Sensoren* der Faszien und der *Gelenke* von Bedeutung. Diese Sensoren scheinen »insbesondere Gelenkbewegungen zu signalisieren« (Birbaumer u. Schmidt 2003). Hier sind ferner die *Pacini-Körperchen* zu nennen; diese zählen zwar zu den sogenannten *Mechanorezeptoren der Haut*, sie finden sich jedoch auch »noch in wechselnder Anzahl an den Sehnen und Faszien der Muskeln, an der Knochenhaut und in den Gelenkkapseln« (ebd.) und zählen zu den *Beschleunigungsdetektoren*.

»Illusionen von Gelenkbewegungen« können zum Beispiel »mit vibratorischen Muskelreizen (Aufsetzen einer Stimmgabel auf die Sehne)« (ebd.) bewirkt werden. Eine andere Möglichkeit der *simulierten Bewegung* ist die therapeutische Druckpunktstimulation, wie sie bei der Myoreflextherapie durchgeführt wird.

Weiterhin sind neben den erwähnten Sensoren die sogenannten *freien Nervenendigungen* der Haut und vor allem der Faszien und der Gelenke zu nennen. Die sogenannten interstitiellen Rezeptoren reagieren auf sanfte Berührung und Druck. Sie sind eng mit Schmerz- und Stressreaktionen des Organismus verwoben.

»Viele dieser Afferenzen haben wahrscheinlich nozizeptive Aufgaben, d. h. sie sprechen erst an, wenn die Gelenkbewegungen den physiologischen Arbeitsbereich des Gelenks zu verlassen drohen oder wenn Verletzungen oder Entzündungen auftreten« (ebd.). Für das Schmerzmodell, von dem wir in diesem Ratgeber ausgehen, sind solche Überlegungen von grundlegender Bedeutung.

Schließlich spielen die *Mechanosensoren der Haut* bei der myoreflextherapeutischen Druckpunktstimulation eine wichtige Rolle. Mittels dieser er*spürt* und er*tastet* der Organismus über die Haut seine Umgebung. Die *Merkel-Zellen* melden die *Intensität* und die *Dauer* eines Druckreizes. Die *Ruffini-Körperchen* reagieren auf Dehnungen der Haut; sie können »Informationen über die Richtung und Stärke von Scherkräften vermitteln, die in der Haut und zwischen Haut und Unterhaut beispielsweise bei Gelenkbewegungen« (ebd.) und bei Verschiebung der verschiedenen Faszienschichten eine Rolle spielen. Die Ruffini-Körperchen sind spezifische Sensoren, welche nicht nur Eindrücke über die Dauer eines tiefen Drucks vermitteln, sondern »uns ebenfalls über ›innere Berührungen‹ und Bewegungen wie etwa die Stellung und Bewegung unserer Extremität« (Milz 1994) informieren. Die *Meissner-Körperchen* und die sogenannten *Haarfollikel-Sensoren* sind für leichte Berührungen und streichende Qualitäten zuständig.

Glykosaminoglykane in der Grundsubstanz reagieren auf Druck, Zug, Stretching, Spannung und die Homöostase.

Schmerz durch den Körpersinn

Sehr viele Schmerzen gründen in unserem Körpersinn. Als *Gesamtbericht* funktioniert Schmerz als ein körpereigenes, *sinnvolles und protektives (schützendes, bewahrendes) Warnsignal.* Entgegen der Spezifitätstheorie (siehe oben) sind für diese Schmerzen keine speziellen Messfühler (Sensoren, Nozizeptoren) zuständig, sondern unsere Körpersinnesorgane. Sie registrieren all unsere Körperbewegungen, schätzen sie hinsichtlich ihrer Ausführung ab und helfen so, diese zu regulieren und anzupassen.

Arbeitet unser Körper unökonomisch (in sich muskulär gehemmt und unharmonisch), so kommt es über dieselben Körpersinnesorgane zu Schmerzen. Ähnlich unseren fünf Sinnen: Wenn ihre Grenzen überschritten oder verletzt werden, tun sie weh (siehe oben).

> Ein Konzept, das Schmerz durch den Körpersinn erklärt, erfordert die Behandlung und die Prävention von Schmerzen über genau diesen Körpersinn.

Vor diesem Hintergrund wurden die *Myoreflextherapie* und die *KiD-Übungen (Kraft in der Dehnung)* entwickelt. Umgekehrt konnte die praktische Erfahrung mit der Myoreflextherapie und den KiD-Übungen jenes Schmerzkonzept weiter vertiefen. Zunächst also ein Wort zur Myoreflextherapie.

Das Schmerzkonzept der Myoreflextherapie

Die folgenden Ausführungen entstammen dem Buch *Kraft in der Dehnung – Ein Praxisbuch bei Stress, Dauerbelastung und Trauma* (Mosetter u. Mosetter, 12. Auflage 2015). Weitere Vertiefungen in dieses Thema, insbesondere für Therapeuten, finden sich in den Büchern *Myoreflextherapie – Band 1 und Band 2;* sowie online unter www.myoreflextherapie.de.

Wie aus der Bezeichnung Myoreflextherapie deutlich wird, geht es bei dieser Behandlungs- und Übungsmethode primär um die Muskeln des Menschen (*mys*, griechisch: der Muskel) und um deren reflektorische Behandlung. Überdies meint der Begriff Myoreflex, dass der Klient eine Spürhilfe bekommt – sein körperlicher, muskulärer Zustand wird ihm gespiegelt (reflektiert) und so seiner Selbstregulation wieder zugänglich gemacht.

Das Muskel-Faszien-System des Menschen wird in der angewandten Medizin bisher zu wenig oder nur einseitig berücksichtigt. Bei unterschiedlichen Therapieformen werden meist einzelne Muskeln oder Muskelpartien behandelt. Muskeln können bei Bedarf trainiert und gestärkt werden; bei starken Verletzungen können sie operativ behandelt werden; einzelne Muskeln können aber auch gedehnt oder einfach nur massiert und eingerieben werden.

All diese Möglichkeiten haben gemeinsam, dass sie stets nur einen bestimmten Körperbereich (beziehungsweise eine bestimmte Muskelgruppe) beachten und isoliert betrachten. Häufig kann jedoch ein Ansatz, der sich jeweils nur auf jene Körperpartie konzentriert, die Probleme bereitet oder schmerzt, das eigentliche Problem (die Ursache) nicht richtig fassen.

Der lebendige Organismus ist in biomechanischer Hinsicht so gebaut, dass er den physikalischen Kraftgesetzen folgt. Der Gesamtzustand eines solchen Biomechanismus ist dann gesund, wenn die verschiedenen Kräfte harmonisch und ausbalanciert miteinander wirken und arbeiten. Jeder Verstoß und jede Störung dieses lebendigen Grundgleichgewichts zieht mit der Zeit entsprechende Schädigungen nach sich. Krank oder leidend wird ein Organismus dann, wenn solche Störungen zu stark beziehungsweise zu massiv sind. Aber auch schwächere und sich wiederholende, dauernde Verstöße können die Gesundheit beeinträchtigen.

Die körperliche Meldung beziehungsweise Bewusstwerdung einer solchen Verletzung geschieht durch Schmerz. Schmerzen können als Ausdruck eines gestörten körperlichen Gesamtgleichgewichts betrachtet werden. Da die meisten Muskeln Teil des Bewegungsapparates sind, kann man es auch so formulieren: Schmerzen signalisieren eine gestörte, unharmonische Bewegungsgeometrie.

Ohne die Schmerzsignale würden viele Verstöße und Fehl- beziehungsweise Dauerbelastungen nicht bemerkt werden – unabänderliche Schädigungen und Verletzungen des Organismus wären die Folge.

Wichtig ist nun, dass angesichts eines solchen Schmerzsignals nicht allein der betroffene Bereich des Körpers gesehen und behandelt wird. Die jeweilige Problemstelle darf nicht von dem biomechanischen Gesamtnetz des Organismus isoliert werden. Denn sehr häufig befindet sich die eigentliche Ursache gar nicht dort, wo es schließlich weh tut. Schmerzbereich und Schmerzverursacher können sich an verschiedenen Körperstellen befinden.

Bereits an einem stark vereinfachten Beispiel wird dies deutlich: Wir gehen von einer quadratförmigen Netzstruktur aus, deren vier gelenkige Eckpunkte durch Muskelzüge miteinander verbunden sind. Im gesunden, entspannten Zustand ist diese Form ausbalanciert und symmetrisch. Kommt es nun beispielsweise am Punkt *d* aufgrund eines verkürzten oder verspannten Muskels zu einer einseitigen Zugkraft in Richtung *e*, so wird die Symmetrie gestört. Die Zugkraft beziehungsweise die Quelle der Störung kommt somit nicht nur in Punkt *d* zur Wirkung, sondern auch an allen mit diesem Punkt verbundenen Bereichen. Dieses muskuläre Ungleichgewicht kann somit aufgrund der unsymmetrischen Stellung im Bereich *a* einen Schmerz hervorrufen. Schmerzursache und Schmerzpunkt sind also nicht identisch. Dies kann genauso für die Punkte *b* und *c* gelten.

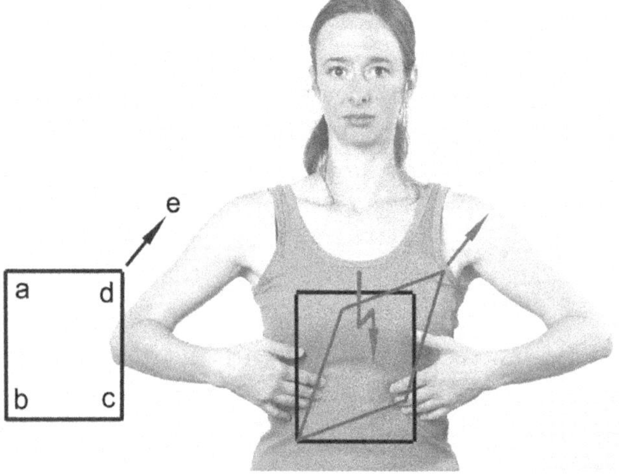

Eine Behandlung nur am Ort der Schmerzen kann somit kaum die Ursache beseitigen.

Ist die Symmetrie erst einmal in einem Bereich des Körpers gestört und besteht diese Störung über einen längeren Zeitraum, so treten über die muskulären Verbindungen zu anderen Regionen auch dort Fehlspannungen beziehungsweise Schmerzen auf.

Vergleichen wir das Zusammenspiel der Muskulatur mit dem Zusammenspiel eines Orchesters, so kann es sein, dass eine verstimmte Geige das ganze harmonische Zusammenspiel aus dem Gleichgewicht bringt.

Die Myoreflexmethode berücksichtigt diese biomechanischen Gesetzmäßigkeiten. Schmerzt es zum Beispiel am Punkt *a*, so sucht der Therapeut die Ursache und legt den Behandlungsschwerpunkt auf die funktionelle Verbindung der Bereiche *d* und *e*. Er verfolgt das Ungleichgewicht des Kräfteparallelogramms.

Über eine Behandlung der verschiedenen Störungen im Gesamtnetz kann man also indirekt den Schmerzbereich therapieren. Die eigentliche Behandlung und die Lösung des Problems wird an diesen weitergeleitet – genauso wie zu Anfang die eigentliche Ursache ihr Problem an andere Bereiche weitergeleitet hat.

So kann es zum Beispiel sein, dass Schmerzen und Beschwerden in der Hand oder im Handgelenk ihre Ursache im Bereich des Armbeugers (Musculus biceps brachii) oder des kleinen Brustmuskels (Musculus pectoralis minor) haben.

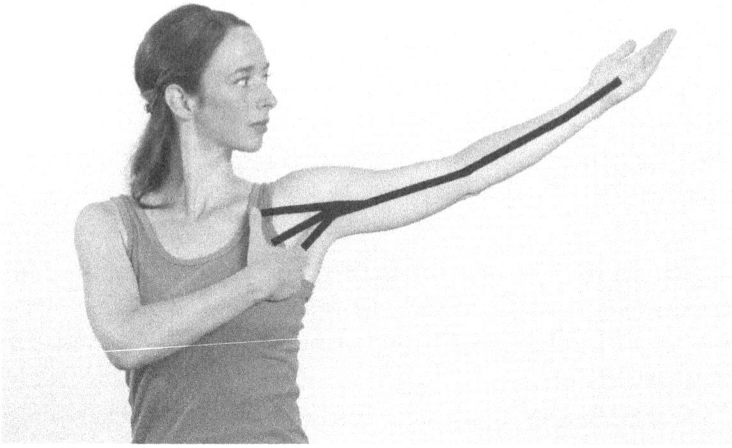

Die Gesetzmäßigkeiten zwischen Schmerzursache und dem aktuellen Problembereich führen uns zu den jeweils beteiligten Muskeln. Ausgehend von einer Verzerrung des Kräfteparallelogramms, über die funktionelle Verbindung und Muskelkette des Armbeugers können die jeweiligen Zusammenhänge und Verkettungen nachvollzogen werden. Das Behandlungssystem, das heißt die konkrete therapeutische Anordnung der Druckpunkte an den Muskelansätzen, wird bestimmt durch diese Zusammenhänge. Fachleute sprechen hier von der sogenannten *funktionellen Anatomie* und von *kinetischen Ketten*.

Physikalische Untersuchungen konnten aufzeigen, dass die fasziomuskulären Verbindungslinien des Bewegungsapparates in Punkten beziehungsweise Bereichen münden, die mit den traditionellen chinesischen Ordnungssystemen (Akupunkturlinien, Meridianen) deckungsgleich sind. Ausgehend von der funktionellen Bewegungsgeometrie bestätigen diese Untersuchungen die Akupunkturpunkte. Die funktionelle Anatomie des Muskelsystems kann Meridianverläufe über sogenannte *Muskelmeridiane* fassbar machen.

Nach der Myoreflexmethode werden zum Beispiel Beschwerden in den Händen (etwa Sensibilitätsstörungen, Durchblutungsstörungen und Einschlafen der Hände, Sehnenscheidenentzündung, Beschwerden in der Handwurzel und im Handgelenk usw.) entlang der funktionellen Anatomie, hier entlang des Beugesystems des Armes, zu ihrer Ursache zurückverfolgt.

Regulation der Muskeln und Faszien

Was spielt sich bei Daueranspannung und bei einseitigen Haltungs- und Bewegungsmustern auf der muskulären Ebene ab? Und was bewirken die KiD-Übungen?

Jeder Muskel besteht aus aktivem Muskelgewebe, das sich zusammenziehen kann (kontraktiles Gewebe), und aus einer Muskelhülle, der sogenannten Faszie. Die Faszien bestehen zum größten Teil aus Wasser, aus Bindegewebe und Glykoproteinen (Zucker-Eiweiß-Verbindungen). Sie sind funktionell wichtig für die Beweglichkeit und die Elastizität (Dehnbarkeit und Federkraft) der Muskeln. Zugleich sind sie ein wichtiger struktureller Bestandteil für die Stabilität und Versorgung der Muskeln. Denn sie umhüllen die Muskeln nicht nur, sondern durchweben diese ganz fein. (Und schließlich sind die Faszien Informationsträger der sogenannten Interzellularsubstanz.) An ihren Enden (den Muskelursprüngen und Muskelansätzen) bestehen die Muskeln aus passiveren, sehnigen Faseranteilen. Und auch diese sind mit elastischem Fasziengewebe umhüllt und durchwoben. Von dort wird die Kraft des Muskels auf die Knochen übertragen. In einem vereinfachten Modell wird deutlich, wie ein jedes Muskel-Faszien-Paket zunächst dünn und sehnig anfängt, dann in aktives, kontraktiles Gewebe übergeht, zur Mitte hin immer dicker wird, bis hin zum Muskelbauch, sodann wieder dünner wird und schließlich wieder sehnig an einer knöchernen Struktur endet. (Die tatsächliche Anordnung des Muskelbauchs ist je nach Lage des Muskels unterschiedlich. So haben zum Beispiel die Muskeln der Finger sehr lange Sehnen; die Kraft kann sich so in den Fingern entfalten, die Muskelbäuche befinden sich jedoch im Unterarm.)

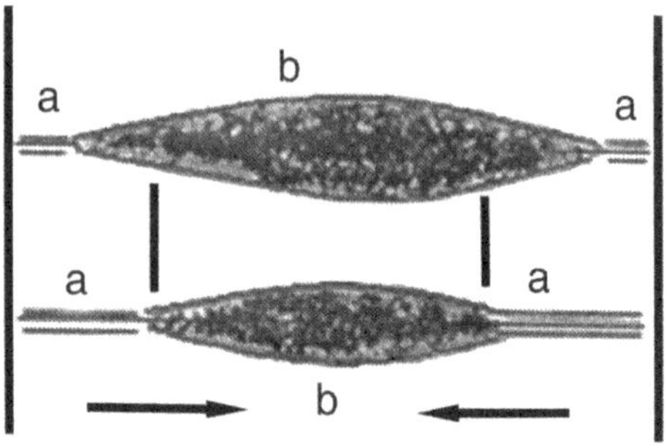

Bei jedem Muskel kann man so die Gesamtlänge oder Gesamtkapazität aufteilen in die Längenanteile der sehnigen, weniger elastischen passiven Abschnitte (*a*, der relative passive Längenanteil) und den Bereich der aktiven, dynamischen, elastischen Fasern (*b*, der relative aktive Längenanteil). Relativ sind diese Muskellängen nicht nur in Bezug auf die jeweilige Gesamtlänge, sondern auch im Hinblick auf das Funktionieren eines Gesamtsystems verschiedener Muskeln.

Von einer *Verkürzung* reden wir, wenn die Relation der beiden Längen zugunsten der passiven Längenanteile und zum Minus der aktiven Längenanteile verschoben ist (unterer Teil der Abbildung). Wird die aktive Muskellänge geringer, verfügt ein Muskel über weniger Flexibilität, Elastizität und Federkraft, Beweglichkeit, Schnelligkeit und Ausdauer. Je weniger umgekehrt die Aktionsbasis eines Muskels verkürzt ist, desto besser ist die Flexibilität und die Integration dieses Muskels im Gesamtnetz einer Bewegung.

Bei Daueraktivität der Beuger im Sitzen wird nur der verkürzte Muskel beansprucht. Eine Entspannung (zum Beispiel des Armbeugers, des Bizepsmuskels) über die Aktivität der Gegenspieler (des Armstreckers, des Trizepsmuskels) findet in diesem Zustand kaum noch statt.

Eine einseitige Beanspruchung des Muskel-Faszien-Systems führt auf Dauer zu Verkürzungen und relativer Dauerkontraktion mit erhöhter Ruhespannung.

Wird der gesamte, aufgedehnte Muskel aktiviert und wirklich genutzt, stellt sich der Organismus darauf ein. Dort, wo Muskeln benutzt und beansprucht werden, bildet der Körper feinste Blutgefäße (Kapillaren) aus, organisiert die Sauerstoffversorgung, erhöht die Anzahl der Mikrostrukturen in jeder Zelle, die für die Energiegewinnung zuständig sind (Mitochondrien), und produziert Adenosintriphosphat (ATP; ein biologischer Grundbrennstoff).

In nicht benutzten, nicht beanspruchten Bereichen des Organismus, wenn keine Aktivität und Bewegung mehr gefordert wird, ist es nicht notwendig, den Stoffwechsel auf hohen Touren laufen zu lassen. Der Organismus drosselt und spart seine Leistungsmöglichkeiten ein: Es entsteht passives, sehniges Material anstelle von kontraktilen, arbeitsfähigen und elastischen Muskelfasern und Faszien. Die Konsequenz ist, dass ein relativ kurzer Muskel mit erhöhter Grundspannung entsteht.

Dieser verkürzte Zustand eines Muskels verursacht eine Beeinträchtigung des Gesamtsystems. So verlangt zum Beispiel ein Sichstrecken und Sichaufrichten aus der sitzenden (Beuge-)Haltung ein Nachgeben und *Ent*-spannen eben dieser Beuger. Sind zum Beispiel die Bauchmuskeln relativ verkürzt und in ihren Möglichkeiten fixiert, entsteht in der Aufrichtung im Rücken ein Schmerz, weil beide Muskelsysteme nun nicht *miteinander*, sondern *gegeneinander* arbeiten, indem sie sich gegenseitig bremsen. Statt zu einer Aktivierung der aufrichtenden Rückenmuskulatur bei gleichzeitigem Loslassen und Entspannen der Bauchmuskulatur kommt es hier zu einer Aktivierung der Rückenmuskulatur, *ohne* dass die Bauchmuskulatur, also die Gegenspieler, loslassen. Die Ausführung einer solchen Aktivität würde zur Schädigung von Weichteilstrukturen, Gelenken und Nerven führen. Verhindert wird dies durch das Signal Schmerz. Der Schmerz wird jedoch in jenen Bereich projiziert, der aktiv eine Bewegung ausführen will (die Strecker im Rücken).

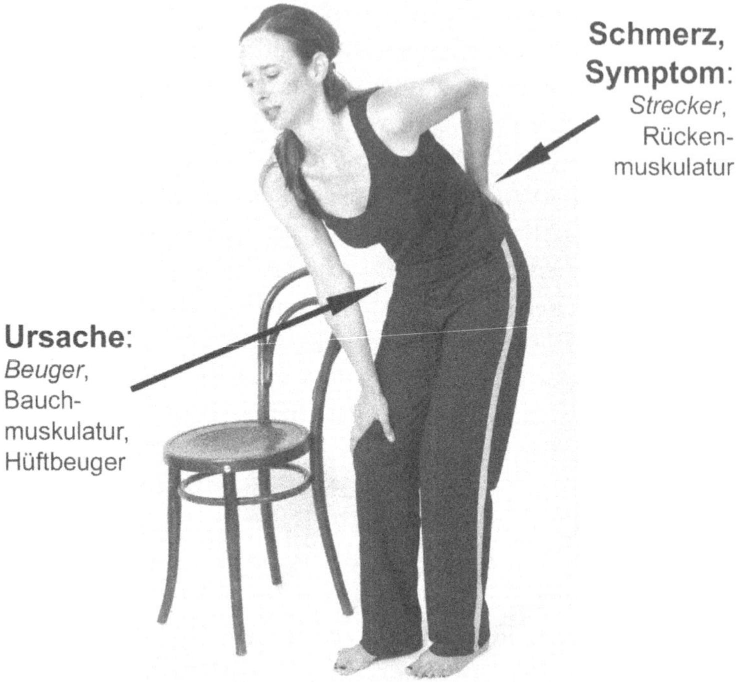

Spieler und Gegenspieler

Faszientherapie und Rolfing, Osteopathie und Myoreflextherapie haben gemeinsam, dass jeweils die Selbstwahrnehmung des Körpers (seine Propriozeption und Interozeption) verstärkt wird. Dabei werden dieselben anatomischen Strukturen jeweils mit den Händen behandelt. Abgeleitet von den Behandlungsansätzen münden die einzelnen Therapien jeweils in gezielte Übungen und Trainingskonzepte. Die ursprünglichen manualtherapeutischen Konzepte der Faszientherapie, des Rolfing und der Osteopathie wurden von Robert Schleip und Kollegen sinnigerweise durch aktive Stretchübungen und die Einführung des Übens der entsprechenden Gegenbewegung erweitert.

Das Wissen um die Bedeutung von elastisch federnden Bewegungen und Gegenbewegungen birgt ein großes therapeutisches Potenzial. (Vgl. Mosetter 2015; Schleip u. a. 2014.)

Im Myoreflexkonzept spielte das Training von »Schwachstellen« und von »relativen Verkürzungen« in die Länge von Anfang an eine Schlüsselrolle. Motiviert durch die antagonistischen Muskelmeridian-Pärchen (Spieler und Gegenspieler, Agonist und Antagonist; in Anlehnung an das Yin und Yang der chinesischen Medizin, des Yoga und Qigong) und aufgrund der Gesetzmäßigkeiten der Biokinematik und Bewegungsgeometrie leiteten sich spezifische Strategien der Schmerzbehandlung ab: Der jeweilige Fokus der Therapie und entsprechender Behandlungspunkte muss immer auch auf der funktionellen »Gegenseite« des Schmerzbereichs liegen.

Daraus ergeben sich die KiD-Übungen für die Antagonistenketten und deren Schwachstellen. Für eine große Vielzahl von Bewegungen offenbarten sich die Aktivitäten der gegenüberliegenden Muskeln- und Sehnenübergänge sowie deren funktionelle Verlängerung in lange »Muskelketten« als entscheidend.

Und so sollte auch die Welt der Faszien (zurzeit wohl ein sogenanntes Trendthema) wieder in übergreifende Gesetzmäßigkeiten der Bewegung eingeordnet werden. Faszien sind »dicht besiedelt von hochempfindlichen Schmerzrezeptoren«. Und dies »befeuert die Debatte über ein neues Modell der Schmerzentstehung«. Aber: Wieder sind es zelluläre Orte und Geschehnisse, bei denen die Schmerzursache lokalisiert werden soll: Nun scheint »etwas mit dem Schmiermittel aus lockerem Bindegewebe zwischen den Schichten geschehen zu sein, sodass jedes Bücken, jedes Recken Schmerzsignale in den Faszien auslöst« (Luczak 2015, Seite 102).

Schmerz als Gesamtbericht, als Spiegel der eigenen Geschichte droht schließlich wieder übersehen zu werden.

Myoreflex als aktive Selbstregulation

Bei der Myoreflextherapie handelt es sich um eine Methode, bei der der Patient nicht passiv, sondern aktiv beteiligt ist. Der Therapeut provoziert an der Muskulatur, die bereits im Ruhezustand eine zu hohe Spannung hat, eine Überspannung. Dies wird durch länger anhaltenden manuellen Druck auf die Ansätze der Muskelfasern erreicht.

Die Spannung wird bei der Behandlung so hoch, dass sich der Körper nicht mehr mit ihr arrangieren kann und gegenreguliert. Dies wird auch *Prinzip der Übersteuerung* genannt.

Wir können uns diesen Sachverhalt mit dem Bild eines sich selbst regelnden Systems vorstellen, das nur über seine Messfühler, also nur *indirekt,* beeinflusst werden kann.

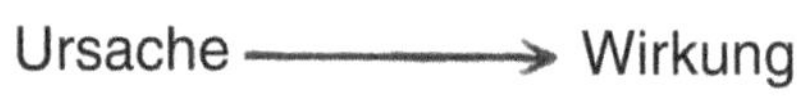

direkte, mechanische Einwirkung

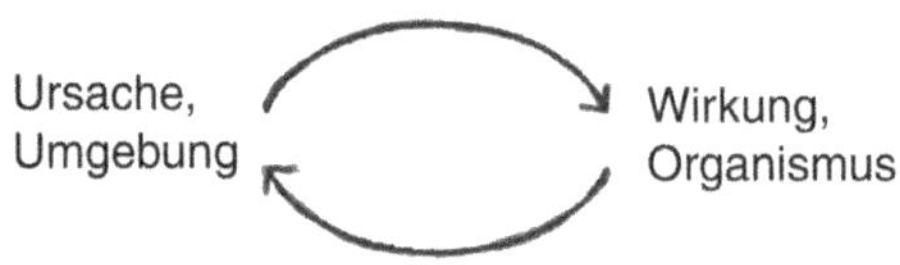

Regelkreis, Selbstregulation

Die Myoreflextherapie behandelt nicht nur mechanisch, sondern im Wesentlichen mit Zeichen beziehungsweise Zustandsinformationen. Bei einer mechanischen Arbeitsweise wirkt jemand nach dem Ursache-Wirkung-Prinzip *direkt* auf eine Sache ein und gibt dieser zum Beispiel wie beim Billard einen Stoß, damit die Kugel sich in eine bestimmte Richtung bewegt. Im Gegensatz dazu funktioniert ein Regelkreis wie folgt: Man kann in einem Thermostat eine gewünschte Temperatur (= Sollwert) eingeben. Immer wenn diese Temperatur zu sehr absinkt (= Istwert), meldet ein Fühler dies der Schaltstelle. Diese meldet dem Heizkörper, dass er die Temperatur wieder anheben soll. Der Ofen heizt dann so lange, bis der Temperaturfühler registriert, dass die Temperatur dem Sollwert angeglichen ist (= Feedback); dann wird er wieder abgeschaltet … und so läuft das Ganze weiter. Es bildet sich zwischen dem Thermostat und dem Heizkörper ein Hin und Her, ein Kreis, der die Temperatur reguliert.

Auch der menschliche Organismus ist *ein sich selbst regulierendes System*, das man *indirekt*, also über seine verschiedenen Messfühler und Sinne, beeinflussen und behandeln kann.

Die Myoreflextherapie arbeitet an den Muskel- und Faszienfühlern. Indirekt erreicht sie über diese Fühler die Schaltzentralen des Patienten (sein zentrales Nervensystem und das Gehirn).

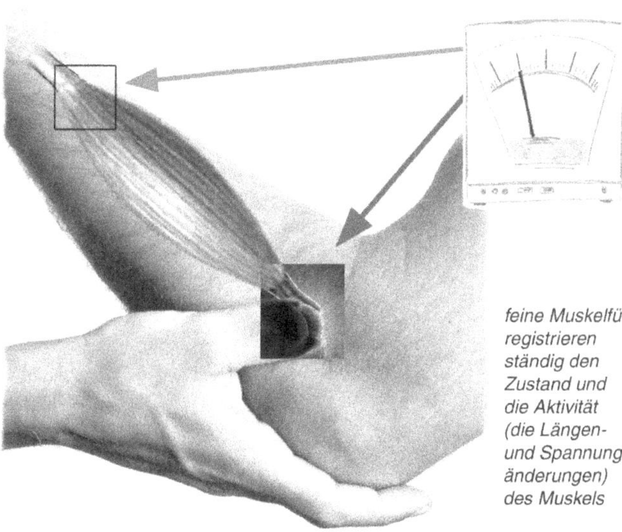

feine Muskelfühler registrieren ständig den Zustand und die Aktivität (die Längen- und Spannungsänderungen) des Muskels

Durch einen allmählichen manuellen Druckanstieg am Muskel-Faszien-Sehnen-Knochen-Übergang werden über die Muskelfühler muskuläre Spannungen provoziert. Dabei werden die Messwerte übersteuert. Dies ist notwendig, weil diese Spannung aufgrund von eingenommenen Schonhaltungen im Alltag nicht gespürt und wahrgenommen wird. In Schonhaltungen wird das Bewegungsrepertoire nach und nach eingeschränkt. Die zu hohe muskuläre Spannung wird umgangen – auf Kosten der Bewegungsfreiheit und des Wohlbefindens. Unser Organismus gerät so in einen Teufelskreis. Auch die gesunde Selbstregulation kommt ins Wanken. Die muskulären Sollwerte werden nicht mehr korrigiert.

Mittels manuellen Drucks auf die Messfühler wird dieses Nicht-Spüren unterbrochen. Der Regelkreis wird wieder in Gang gesetzt und an die gesunden Sollwerte der Muskelspannung erinnert.

So hilft der Therapeut dem Patienten gleichsam wie ein Spiegel, die entsprechende Störung zu registrieren, bewusst zu erleben und zu korrigieren.

Bei der Übersteuerung misst der Organismus Werte, die die Maximalwerte so weit überschreiten, dass der Organismus eine Neuregulierung für nötig erachtet. Die Überspannung wird durch Impulse ans Rückenmark und von dort ans Gehirn weitergeleitet. Das Gehirn, in dem der normale, gesunde Spannungszustand abgelegt ist, sorgt nun dafür, das dieser Zustand wiederhergestellt wird.

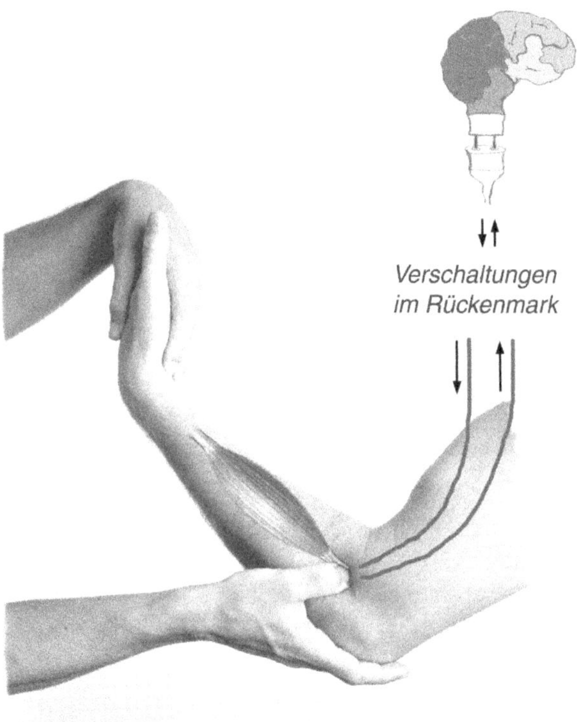

Bei der Myoreflextherapie geht es also in erster Linie um die Auflösung der zu hohen unharmonischen Grundspannung im Muskelsystem und damit um die Entlastung von Gelenken und Weichteilstrukturen. Umstellungsreize veranlassen den Organismus zu entsprechenden Regulationen und zur Wiederherstellung einer funktionstüchtigen, schmerzfreien Anatomie des Bewegungssystems.

Die Komponenten des Schmerzes

Wenn wir versehentlich auf eine heiße Herdplatte fassen, so fahren wir mit der Hand unwillkürlich und sehr schnell wieder zurück. Das Ganze ist sehr unangenehm (eben schmerzhaft) für uns. Im nächsten Moment ordnen wir diesen Schreck der Herdplatte zu. Ferner schauen wir, ob und wie stark die Hand, die Haut verbrannt und verletzt ist. Unser Puls wird schneller, wir sind aufgeregt.

Schmerz ist ein vielschichtiges Phänomen. Die Medizin gliedert ein solches Schmerzerlebnis in die folgenden Aspekte beziehungsweise Komponenten auf:

Sensorisch (also wahrnehmend) vermittelt eine Schmerzempfindung Informationen über den Ort (die körperliche Lokalisation) und die Stärke (die Intensität) eines Schmerzreizes. Dies ist der sogenannte *afferente* (der von den Körperbereichen zum zentralen Nervensystem und Gehirn *hinführende*) Hauptarm der Schmerzempfindung. Schmerz ist so »eine spezielle Wahrnehmung bei Bedrohung der Integrität des Organismus« (Strian 1996) und weist auf Verletzungen und Störungen des Körpers hin. Wenn wir auf eine heiße Herdplatte fassen oder einen schweren Stein falsch anheben, zeigt uns die Schmerzwahrnehmung unmittelbar, dass etwas nicht stimmt.

Das Pendant dazu, der *efferente* (der vom zentralen Nervensystem und Gehirn zu den Körperbereichen *wegführende*) Hauptarm der Schmerzempfindung sorgt für eine Reaktion auf den Schmerzreiz. Dies ist die **motorische** Schmerzkomponente. Über Körperbewegungen und Schutzreflexe versucht der Organismus, sich dem Schmerzreiz zu entziehen. Sofort ziehen wir die Hand von der heißen Herdplatte; den zu schweren Stein lassen wir fallen oder verändern unsere Körperhaltung beim Anheben.

Die sogenannte **emotionale** oder **affektive** Komponente einer Schmerzempfindung bedeutet, dass Schmerz stets etwas sehr Unangenehmes ist, das man unbedingt vermeiden will. So wird Schmerz zu einem Warnsignal, das dadurch Beachtung findet, dass es sich schrill und überdeutlich äußert. Schmerz ist unangenehm, quälend und kann kaum ausgeblendet werden – er ist eben schmerzhaft.

Die **vegetative** Komponente einer Schmerzempfindung sorgt dafür, dass das vegetative (unwillkürliche) Nervensystem körperliche Abläufe verändert. So steigern sich unter Schmerz der Blutdruck, die Herzfrequenz, die Atmung usw. Dies dient der Bereitschaft, auf eine Bedrohung schnell und effektiv zu reagieren; werden wir verletzt, können wir uns trotz der Verletzung in Sicherheit bringen. Werden wir geschlagen und drangsaliert, können wir eventuell weglaufen.

Die **kognitive** (bewusste, verstandesmäßige) Schmerzkomponente sorgt dafür, dass wir eine Bewertung und Gesamteinschätzung des Schmerzes erlangen. So kann eine Wunde zwar peinvoll brennen, wenn sie jedoch gar nicht so gefährlich und schlimm aussieht oder wenn der Arzt Entwarnung gibt, ist die Schmerzempfindung weniger bedeutsam und kann anders eingeordnet werden. Es können Entscheidungen getroffen werden, was als Nächstes zu tun ist und was in Zukunft zu vermeiden ist.

Schmerz schützt und bestimmt unser Handeln

Aus physiologischer beziehungsweise medizinischer Sicht wird die sensorische (wahrnehmende, aufnehmende) Komponente einer Schmerzempfindung als *hinführend* beschrieben; die motorische (bewegende, ausführende) als *wegführend*.

Die hinführende Komponente leitet Informationen und Signale vom Ort eines Störungsreizes an das Nervensystem und das Gehirn; Bewegungs- und Handlungsimpulse werden sodann vom

Nervensystem und Gehirn wegführend an die entsprechenden Körperbereiche geleitet.

Wenn unser Zeigefinger plötzlich stechend schmerzt, wurde diese Information bereits vom Finger zum Nervensystem hingeführt. Im Rückenmark, wo der Nerv hinführt, wird ein Reflex in Gang gesetzt, der sofort und unmittelbar zu einer Reaktion führt. Vom Rückenmark (wegführend) geht ein entsprechender Bewegungsbefehl aus; wir ziehen den Finger und die Hand zurück.

Diese ganze Aktion geht so schnell vor sich, dass wir sie gar nicht bewusst und willentlich ausführen, sondern automatisch, unwillkürlich und reflexhaft. Wenn wir nun sehen und erkennen, was den stechenden Schmerz verursacht hat, kommen bewusste Reaktionen hinzu. War es ein Rosendorn, eine Wespe, eine Schlange? – Je nach Art und Gefährlichkeit des Übeltäters werden wir ganz verschiedene Reaktionen auf den stechenden Schmerz zeigen. Beim Rosendorn werden wir nicht viel tun; bei der Wespe werden wir das Tier abschütteln und vielleicht wild um uns fuchteln; beim Anblick der Schlange werden wir panisch davonrennen.

Was geht vor sich, wenn wir etwas tasten?

Wenn wir genau beobachten, was geschieht und was wir tun, wenn wir etwas abtasten, zeigt sich, dass eine Sichtweise, nach der Information *zuerst* von den Sinnen zum Nervensystem hingeführt, *dann* dort bearbeitet und *sodann* wieder weggeführt wird, nicht die ausschließliche Wahrheit darstellt. Damit versuchen wir, die wissenschaftliche Welt und die Sichtweise der Naturwissenschaften etwas beiseitezuschieben und fragen nach unserer Alltagswelt. Wir versuchen eine Rückbesinnung auf das, was wir fortwährend und ganz natürlich tun – lange bevor es wissenschaftlich aufgegliedert ist.

Beim Tasten wird die innere Verschränkung von Wahrnehmen und Handeln, von Sensorik und Motorik besonders deutlich:

> »Die Bewegung ist mindestens eine der Ursachen des Wo und Wie der Wahrnehmung, die aber ebenso auch wieder Ursache der Bewegung wird [...] Die Abhängigkeit der Vor-

> gänge läuft in sich selbst zurück wie in einer Kreisbewegung, bei der man auch nicht feststellen kann, wo der Anfang und wo das Ende ist.« (Von Weizsäcker 1997)

So betrachtet sind wir wahrnehmend-handelnd (sensorisch-motorisch) mit den Dingen um uns verwoben. Was wir tun und was uns begegnet, bildet einen übergreifenden, lebendigen Gesamtzusammenhang. Wir stehen in einem unauflöslichen Wechselverhältnis mit den Dingen und sind wahrnehmend-handelnd in die Welt eingebettet. So gesehen stehen wir einer Situation nicht einfach gegenüber, sondern wir sind »integraler Bestandteil der Situation« (Engel u. König 1998).

Eine Darstellung, die von deutlich getrennten Informationseingaben (hinführende Sensorik; Input, Afferenz) und Informationsausgaben (wegführende Motorik; Output, Efferenz) ausgeht, beschreibt naturwissenschaftlich-medizinische Vorgänge und Dinge.

Unser alltägliches konkretes, praktisches Wahrnehmen und Handeln jedoch funktioniert nicht so sehr als ein theoretisches Erkennen; es arbeitet nicht als eine distanzierte Informationsaufnahme und -verwertung in einem vorgegebenen Datenraum. Vielmehr arbeitet es als ein konkretes leibliches Erschließen und Verwerten von Dingen und Situationen. Wir erkennen unsere Welt nicht nur, sondern wir hantieren in ihr. Wir sind immer schon *bei* den Dingen und *in* der Welt – und zwar als leiblich agierende, anteilnehmende, aufmerkende, sich ausrichtende Wesen.

Menschen sind keine reinen Informationsverarbeiter

Ganz anders als wir Menschen sind zum Beispiel Roboter nicht in diese Welt hineingeboren und in ihr aufgewachsen; sie müssen alles über Informationsverarbeitung und Computerberechnungen, über Input und Output erschließen. Einen Stuhl erkennt ein Roboter (wenn ihm ein entsprechender Plan einprogrammiert wurde) als eine waagerechte Plattform von ca. 40 x 40 Zentimetern Ausmaß mit vier Säulen unterhalb und einer Abstützung oberhalb; distanziert und ohne Handlungsbezug. Für uns ist ein Stuhl etwas zum Sitzen und Anlehnen; wir hantieren konkret leiblich mit ihm.

Ein Stuhl ist bequem oder unbequem. Auch wenn wir den Stuhl gar nicht wirklich benutzen, nehmen wir ihn im Rahmen dieser alltäglichen Lebensweise wahr.

Wir können auch umdenken, ein Möbelstück zweckentfremden und es für die KiD-Übungen verwenden.

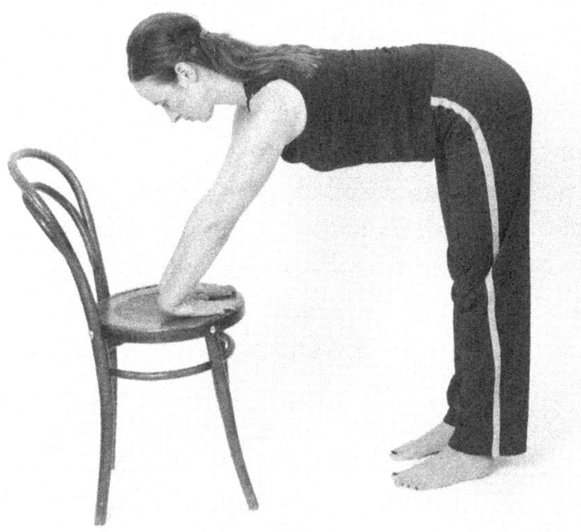

Wenn ein Roboter in einem Möbelgeschäft Tische erkennen soll (entsprechend dem einprogrammierten Plan von Tisch), wird er alle Dinge optisch abtasten und berechnen müssen, auch alle Stühle. Wenn wir einen Tisch suchen, suchen wir etwas, um daran zu essen; oder wir suchen einen Schreibtisch. Stühle nehmen wir dann nicht unbedingt wahr; wir suchen sie ja nicht. Stühle haben in diesem Zusammenhang für unser konkretes Tun keine Bedeutung, keinen Sinn.

Was sagen uns Rückenschmerzen?

Schmerz müssen wir im Lichte unserer konkreten Betätigungen sehen. Er entspricht nicht nur hinführenden und wegführenden Nervenströmen, Input und Output, sondern er verweist auf unser konkretes Agieren in der Welt. Er ist nicht allein Signal für etwas (für eine Störung, eine Gefährdung), sondern er stellt einen inneren Bestandteil, eine wesentliche Eigenschaft unseres körperhaften, konkreten Agierens und praktischen Hantierens dar.

Schmerz zeigt dann nicht nur einen bestimmten Störreiz oder eine Gefährdung an (das wäre bei einem Roboter so – eine Störmeldung), sondern er ist in unser Tun und in unsere Bewegungen eingewoben. Ein Beispiel: Sehr viele Menschen haben chronische Rückenschmerzen. Bei vielen werden diese Schmerzen immer dann stärker, wenn sie sich aufrichten – wenn sie zum Beispiel aus einem bequemen Sessel aufstehen, nach langer Fahrt aus dem Auto steigen oder wenn sie sich nach langer gebückter Gartenarbeit wieder aufrichten. Oft kommt es dann nicht nur zu stechenden oder reißenden Schmerzen, sondern zu einem Hexenschuss. Der Schmerz lässt einen erstarren und man wird nahezu bewegungsunfähig.

Wenn die betroffenen Menschen zum Arzt gehen, sucht dieser nach der medizinischen Ursache der Schmerzen; nach einem fassbaren, sichtbaren Korrelat. Aus seiner medizinischen Sicht (der Sichtweise 1) wird der Rückenschmerz etwa durch lokale Entzündungsprozesse im Rückgrat oder durch Abnutzungserscheinungen der dortigen knöchernen Strukturen ausgelöst. Er verschreibt oder spritzt entsprechende Arzneimittel oder er lässt ein Röntgenbild anfertigen, um die Ursache sichtbar und so den Störfaktor dingfest zu machen. Diese Maßnahmen sind auch unerlässlich, um etwa eine innere Verletzung oder gar ein Tumorgeschehen auszuschließen.

Deshalb noch einmal der Hinweis: Wenn Sie Schmerzen haben, die andauern oder immer wieder auftauchen, suchen Sie einen Arzt auf und lassen Sie zunächst etwaige organische Ursachen abklären!

Sehr oft aber erfahren Schmerzpatienten durch die Medikamente keine Linderung. Auch im Röntgenbild ist meist nichts oder nichts Wesentliches zu finden.

Nach diesen vergeblichen Versuchen ist der nächste Schritt oft, die Schmerzen als *fehlerhafte Botschaft* und Verarbeitung des Nervensystems und des Gehirns zu verstehen. Dann verschreibt der Arzt Schmerzmittel. In schweren chronischen Fällen werden sogenannte Schmerzpumpen platziert; dies sind kleine Geräte, die Schmerzmittel ständig und fein dosiert an den Organismus abgeben.

Andere Medikamente zielen darauf ab, das sogenannte *Schmerzgedächtnis* im Gehirn zu dämpfen oder zu löschen. Hier besagt die Theorie, dass einmal erlebte Schmerzen vom Gehirn fälschlicherweise wieder abgerufen und so neu aktualisiert werden.

Mit der Theorie vom Schmerzgedächtnis und von der fehlerhaften Botschaft des Nervensystems und des Gehirns kommen wir in die Nähe von Überlegungen, wie sie in der Schmerzpsychologie (der Sichtweise 2) verfolgt werden. Bleiben alle medizinischen Therapieversuche unwirksam, so fragen die Psychologen genauer nach dem *Schmerzerleben*.

Dass Menschen auf dieselben Schmerzreize dann empfindlicher reagieren, wenn sie in Begleitung einer vertrauten Person sind, heißt, es sind psychosoziale Faktoren, welche den Schmerz mit verursachen und anfachen. Im Umkehrschluss werden Trainingsmethoden angeboten, mit denen die Schmerzpatienten erlernen sollen, mit ihrem Schmerz umzugehen und ihn zu kontrollieren.

Manche Psychologen beschreiben Schmerz als Ergebnis eines Lernvorgangs (das sogenannte *operante Lernen*). Dies entspricht auf der psychologischen Ebene ungefähr dem, was auf der physiologischen Ebene als Schmerzgedächtnis beschrieben wird. Therapeutisch geht es in diesem Fall darum, Schmerz quasi wieder zu verlernen beziehungsweise zu löschen.

Wieder andere Psychologen sehen die Ursachen von Schmerzen in ungelösten seelischen Problemen und Konflikten. Mit dem Begriff der sogenannten *Konversion* (lateinisch: die Umwandlung) werden Symptomverschiebungen vom Bereich des Seelischen ins Körperliche beschrieben. Die sogenannten *somatoformen* (*soma*, griechisch: der Körper), also verkörperlichten Schmerzen sind Beschwerden, die psychischen Ursprungs sind, sich jedoch nun körperlich manifestieren. Beim Rückenschmerz könnte eine seelische

Botschaft etwa lauten: »Ich will mich zwar aufrichten, mich behaupten – schaffe es aber nicht.«

Sehr viele Schmerzpatienten berichten, dass ihnen auch diese psychotherapeutischen Lösungsversuche keine wirkliche Entlastung bringen, dass sie »wenig« mit ihren Schmerzen zu tun haben.

Unser körperlicher Handlungsraum

Wir wollen versuchen, die Rückenschmerzen analog zur Metapher des dreidimensionalen Sehens mit beiden Augen zu betrachten und so etwas über die Tiefendimensionen von Schmerz zu erfahren.

Wie wir bereits gesehen haben, dürfen und müssen wir beim Menschen von einem *körperhaften, konkreten Agieren und praktischen Hantieren* ausgehen; wir sind keine Roboter und funktionieren auch nicht wie Computer.

Die medizinische Sicht bestimmt unsere Körperlichkeit allein *objektiv.* Dabei findet sehr häufig (in dieser objektiven Sichtweise fast zwingend) eine *einseitige Verengung auf die objektiven Körperstrukturen und die Funktionen des zentralen Nervensystems (ZNS)* statt. In der Orthopädie zum Beispiel werden Körper- und Bewegungsschmerzen zumeist mit degenerativen und entzündlichen Erkrankungen (Arthropathie, Arthrose, Arthritis usw.) erklärt und mit entsprechenden manipulativen oder operativen Methoden angegangen.

Wir kommen einer Erklärung, warum diese Sicht- und Herangehensweise der Medizin sehr oft unwirksam bleiben muss, näher: Beim Menschen ist der objektive Körper immer *zugleich subjektive*, empfundene und empfindende Körperlichkeit. Unser Körper ist Basis und Ausgangspunkt unseres Tuns und unserer Auseinandersetzung mit der Welt. Über sein konkretes Tun, über das körperliche Erleben und Wahrnehmen wissen wir, was ein Stuhl ist, was ein Tisch. »Bewusstsein ist Sein beim Ding durch das Mittel des Leibes«, schreibt der französische Philosoph Maurice Merleau-Ponty (Merleau-Ponty 1966). Mit *Mittel* meint er aber nicht den Gebrauch eines Werkzeugs. Unsere Körperlichkeit ist unser ursprüngliches Medium – »durch unseren Leib hindurch« (ebd.) nehmen wir wahr und handeln wir.

Ausgehend von unserem Körper und über unseren Körper erschließen wir unsere Umgebung, unsere Situationen und Handlungsräume. Eine Schlange bedeutet dann nicht (wie bei einem Roboter) ein langes, zickzackförmiges, sich bewegendes Ding, sondern »Gefahr!«, »Zurück!«, »Nichts wie weg!«. Der Berliner Neurologe und Philosoph Erwin Straus, der 1938 in die USA emigrierte, schreibt: »Das Lockende und das Schreckende ist lockend und schreckend nur für ein Wesen, das sich richten, sich nähern und entfernen, kurz, das sich bewegen kann.« (Straus 1956)

Diese Überlegungen zur konkreten Körperlichkeit, zu unserem körperlichen Handeln, gelten auch bei Schmerzen. Wenn meine Hand schmerzt, wenn ich etwas greifen will, so spüre und erfahre ich dies in meiner Hand und in der Aktivität meines Tuns. Wenn mein Rücken weh tut, wenn ich mich aufrichten will, so ist dieser Schmerz Bestandteil meiner konkreten Aktivität. Er durchdringt und färbt mein Michaufrichten.

Wir verfolgen diesen Gedankengang noch ein Stück weiter: Objektive Körper füllen einen bestimmten objektiven, geometrischen Raum aus; Roboter sind so. Aktive Lebewesen dagegen füllen nicht nur einen bestimmten Raum aus, sondern sie bewegen sich, weil sie irgendwo hin- oder wegwollen. Sie haben und behaupten darin ihre eigene Position; es gibt ein »Vorne« und »Hinten«, ein »Oben« und »Unten«. Es gibt darin Ziele; es gibt Abschreckendes und Erstrebenswertes, ein »Weg!« und ein »Hin!«. Lebewesen bewegen und behaupten sich in ihrem Handlungs- und Aktionsraum.

Unser lebendiger und aktiver Körper ist kein statischer Raum, sondern »werdender, gerichteter Raum« (Fuchs 2000). Unser Schmerzraum ist »brennend«, »ziehend«, »einengend«. Er »beugt« uns und »macht uns klein«. Er »hindert« uns, »lähmt« uns, »bedrückt«, »macht rasend«. Schmerz »bewegt« uns – im wahrsten Sinne des Wortes.

Schmerz – eine Funktion im Gehirn?

In der Medizin wird unsere konkrete körperliche Ausrichtung und Bewegung auf objektive, physiologische Funktionen in Gehirn und Nervensystem zurückgeführt. Unsere konkrete, praktisch engagierte Körperlichkeit wird dabei durch neurowissenschaftlich zu erklärende Vorgänge ersetzt.

Dieses Bild entspricht der Auffassung, Empfindungen und Sinneswahrnehmungen und eben auch Schmerzen seien bloße neuronale Abbilder einer objektiv vorhandenen *Außenwelt* im Gehirn. So wie beim Roboter, der die Umgebung optisch aufnimmt und diese Informationen in seinem Zentralcomputer als Abbilder, als Repräsentationen, speichert. Die *Innenwelt*, die diese Repräsentationen hält, besteht hier nur aus Information und ist körperlos: Empfindungen sind so auch beim Menschen »also nur noch *Zeichen* für Reales. Am Schmerz kann der Geist wohl erkennen, dass sich der Körper in einem ungünstigen Zustand befindet – doch der Schmerz selbst ist nichts außerhalb des Bewusstseins.« (Fuchs 2000)

Entsprechend erscheint der »ungünstige Zustand« des Körpers als eine rein objektive, physiologische Tatsache; die Projektionen des Gehirns weisen auf die entsprechenden Störbereiche hin. Oder der »ungünstige Zustand« des Körpers wird als ein Problem des Bewusstseins des Seelenlebens verstanden.

In Wirklichkeit aber spüren und erleben wir Schmerz nicht als *Abbild* in unserem Gehirn *von* einem bestimmten Störungsbereich in einem objektiven Körper. Schmerzen repräsentieren nicht nur eine bestimmte Stelle in einem objektiven Körper-Koordinatensystem. Die Hand meldet uns nicht nur Schmerzen, sondern wir *haben* in der Hand Schmerzen. Das ist ein großer Unterschied – das eine ist die Datenverarbeitung eines Roboters, das andere sind Schmerzen, wie wir sie als Menschen erleiden.

Die objektive, physiologische Sichtweise ist nicht falsch. Oft ist es richtig und wichtig, nach den Nervenleitungen zu schauen und nach objektiv feststellbaren Störreizen zu fragen. Häufig aber reicht diese Sichtweise nicht aus. Soll sie dann *ausschließlich* gelten, wird sie falsch.

Vielleicht ist es mit der Physiologie, den Nervenleitungen und Körperfunktionen ähnlich wie mit einem geschriebenen Gedicht. Ohne Papier und Tinte kann ein Gedicht nicht entstehen und bestehen. Ist die Schrift weg, ist das Gedicht weg. Und doch ist das Gedicht mit der Tinte und dem Papier nicht identisch, nicht auf diese reduzierbar. Tinte und Papier sind der Träger des Gedichts, nicht das Gedicht selbst. Das Gedicht selbst kommt erst dann zur Entfaltung, wenn wir es lesen und verstehen, seine Botschaft empfinden und erleben.

Und das Gehirn? Auch hier kann die »objektive Seite« (1), können die Funktionen von Gehirn und Nervensystem heute umfassender gesehen werden. Das Netzwerk der Muskeln und Faszien mit ihren unzähligen Sensoren, Nervenzellen und freien Nervenendigungen macht die Unterscheidung zwischen Gehirn und Körper unscharf. Ist es nicht vielmehr so, dass diese feinen Strukturen gleichsam Außenstellen des Gehirns und seiner Funktionen sind; unser Tun und Handeln eine körperliche Gesamtaktivität, getragen und umgesetzt von einem Ganzkörpernetzwerk, bei dem das Gehirn und seine Außenstellen ihren Teil dazu beisteuern und dieses Handeln selbstwahrnehmend widerspiegeln?

<table>
<tr><th>(1)
Objektive, medizinische Faktoren</th><th>(2)
Subjektive, psychische Faktoren</th></tr>
<tr><td>Lokale Entzündungen
Abnutzungserscheinungen
Fehlerhafte Botschaft des Nervensystems
Schmerzmittel
Schmerzgedächtnis</td><td>Soziale Verstärkung
Operantes Lernen
Ungelöste seelische Probleme
Konversion
Seelische Botschaften</td></tr>
<tr><td>Störung im objektiven Körper</td><td>Problem des Bewusstseins</td></tr>
<tr><td colspan="2">(3) Dreidimensionales Bild von Schmerz
Tiefendimension des Schmerzes
Schmerz stellt einen inneren Bestandteil und eine wesentliche Eigenschaft unseres körperhaften, konkreten Agierens und praktischen Hantierens dar.
Schmerz vollzieht sich in unserem konkret körperlichen Handlungsraum – getragen und umgesetzt von einem dynamischen, lebendigen Ganzkörpernetzwerk.</td></tr>
</table>

Phantomschmerzen

Mit der folgenden Beobachtung können wir uns klarmachen, dass unser körperlicher Handlungsraum eine greifbare, eigene Realität darstellt. Diese basiert keineswegs nur auf einem Gedankenspiel.

Unser Körper und unsere Schmerzen sind nicht nur *im* Raum, sondern *sie verräumlichen sich* in unserem Tun; sie *erzeugen* ihren eigenen Handlungs- und Empfindungsraum. Was heißt das?

Unser körperlicher Handlungsraum kann »die Grenzen des sicht- und tastbaren Körpers überschreiten, wie im Fall der Phantomglieder der Amputierten« (Schmitz 1995). Führen Amputierte ihren Stumpf auf eine Wand zu, so erleben sie mit Bestürzung, wie ihr Phantomglied mühelos und gleichsam geisterhaft durch die Wand hindurchdringt (vgl. Fuchs 2000). Hier wird deutlich, dass die Empfindung eines Phantomgliedes keineswegs eine Illusion ist. Vielmehr ist es Teil des realen *Eigen- und Handlungsraumes* des Betroffenen. Dieser kommt hier mit dem *objektiven Raum* der Wand zur Überlappung.

Die beiden traditionellen Arten, dieses Phänomen zu beschreiben, entsprechen den beiden Sichtweisen der Medizin und der Psychologie. Die Medizin (1) führt Phantomempfindungen auf objektive Vorgänge in den Nervenendigungen zurück und auf damit verbundene Fehlmeldungen. Die Psychologie (2) beschreibt diese Empfindungen als Verdrängung und Leugnung des Bewusstseins.

Der Betroffene aber entfaltet eine eigene Räumlichkeit und Körperlichkeit. In dieser Räumlichkeit ist sein fehlendes Körperglied real vorhanden und aktiv; der Patient vollzieht mit diesem konkrete Handlungen. In diesem Körperraum ist auch das schmerzende Körperglied wirklich und wahr (3); entsprechend ist der Schmerz wirklich und wahr. Er entstammt keiner Fehlmeldung (1) und basiert auch nicht auf Leugnung (2).

Der alte und der neue Homunkulus

Lange Zeit war man der Meinung (und so wird es auch heute noch weitergegeben), dass in der motorischen Rinde des Hirns (einem Bereich, der für unsere Körperbewegungen zuständig ist) die Nervenzellen in ihrer Anordnung dem Aufbau des Körpers entsprechen. Sie bilden den Körperbau ab. Man nennt dies die *somatotopische Anordnung* (*soma*, griechisch: der Körper; *topos*, griechisch: der Ort; die Anordnung der Körperbereiche) und spricht auch vom *Homunkulus* (lateinisch: das Menschlein) im Gehirn. Das Verteilungsmuster entspricht einer auf dem Kopf gestellten Person.

Diesen Homunkulus entdeckte man, als man die entsprechenden Nervenzellen reizte. Dann spürte der Betroffene einen bestimmten Körperbereich (zum Beispiel kribbelte seine Hand). (Diese Untersuchungen wurden anlässlich offener Hirnoperationen durchgeführt. Sie sind für die Betroffenen schmerzlos, denn die Gehirnstruktur selbst ist gänzlich schmerzunempfindlich.)

In den letzten Jahren zeigte sich, dass diese Abbildungstheorie nicht so einfach und statisch ist. Das Gehirn generiert nicht nur den Aufbau, die Geometrie des Körpers. Bei etwas längerer Reizung der motorischen Rinde vermitteln die entsprechenden Nervenzellen spezifische Bewegungen sowie den Raum und den Nahraum des Eigenkörpers. Sie vermitteln seinen Aktionsraum. So vermitteln manche Neurone zum Beispiel eine Bewegung der Hände vor dem Brustkorb mit ca. 10 Zentimetern Abstand.

Solche Beobachtungen sprechen für eine neue Sicht auf den menschlichen Körper; auch im Gehirn ist unser Körper nicht statisch repräsentiert, sondern aktiv und konkret handelnd.

Schmerz – ein Bestandteil unserer Geschichte

Wo kommt der Schmerz also her und wo führt er hin? Wenn mein Rücken weh tut, wenn ich mich aufrichte, so ist dieser Schmerz Bestandteil einer Gesamtaktivität. Ich vollziehe keine isolierte Bewegungsaktion, sondern habe eine lange Autofahrt hinter mir. Vielleicht war ich beruflich unterwegs; habe eventuell auch noch viele Stunden gesessen. Womöglich hatte ich eine anstrengende Besprechung.

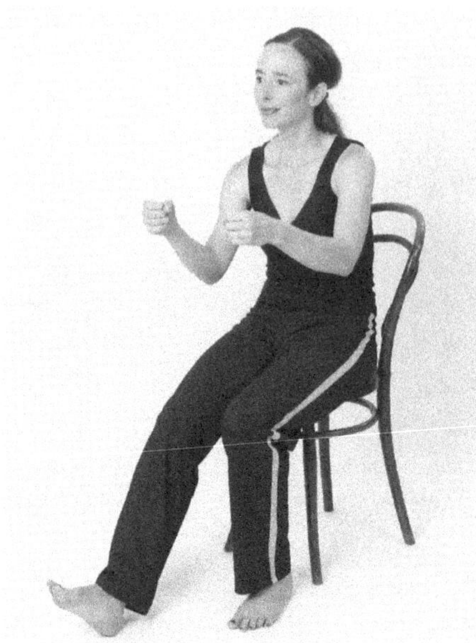

Es wird sich in unserem Leben kaum sinnvoll eine bloße, *isolierte* Körperbewegung beschreiben lassen, die nicht zugleich eine Leistung unseres konkreten Tuns und Bestandteil eines umfassenderen Drehbuches und Handlungsrepertoires ist.

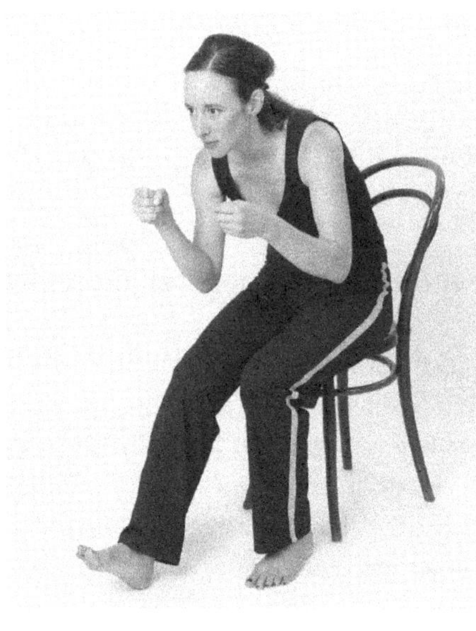

So auch mit meinen Rückenschmerzen: Sie sind Teil meines stressigen Berufs- und Autolebens: Ich sitze zu viel, habe zu wenig seelischen und sportlichen Ausgleich. Ich bin körperlich verspannt. Dass ich nach einer Autofahrt aussteigen und mich aufrichten will, ist Teil dieser Gesamtgeschichte; in dieser Geschichte erhält der Schmerz seine Tiefendimension. Diese durchdringt und färbt mein Michaufrichten, meine Haltung und meine Emotionen.

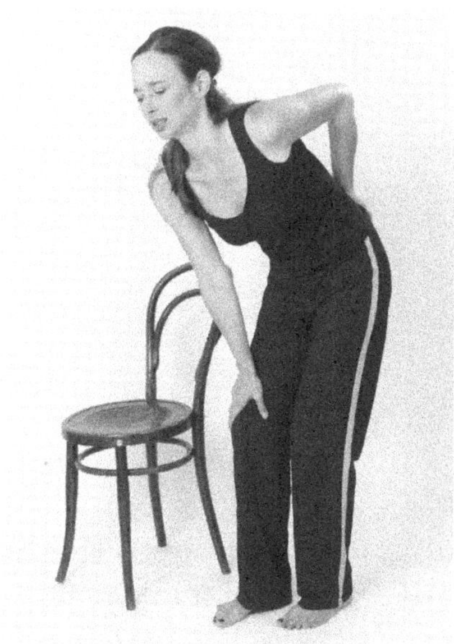

Die Frage sollte also lauten: Wie können wir diese Geschichte so verändern oder beeinflussen, dass sie nicht mehr durch Schmerz gefärbt ist?

Nach einer langen Autofahrt strecken und dehnen wir uns unwillkürlich. Wir spüren dabei, wie es hier und da in unserem Körper wohltuend zieht.

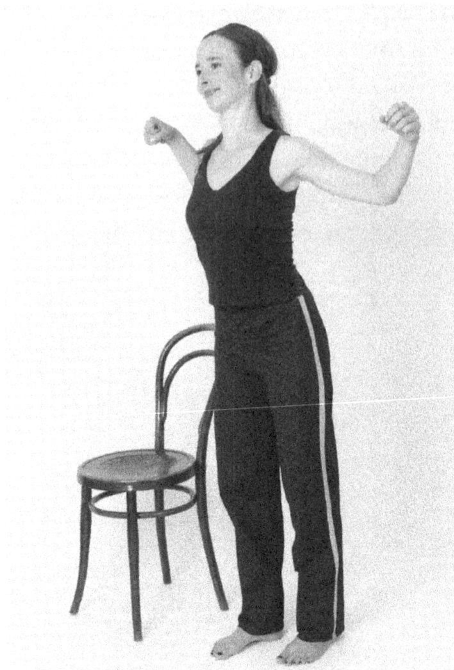

In solchen scheinbar nebensächlichen Aktionen steckt eine tiefe körperliche Weisheit. Der Körper versucht gleichsam, sich aus dieser anstrengenden Geschichte ein Stück weit herauszubewegen. Er will nicht nur das Dauersitzen unterbrechen, sondern er will das Gegenteil davon tun. Aus einer Beugehaltung will er nicht nur in eine aufrechte Körperhaltung, sondern in die Streckung. Sie ist quasi die *Entkräftung* der Beugung (des Sitzens im Auto, am Schreibtisch usw.). Sie kann zudem eine Entkräftung der Gesamtbelastung (der beruflichen Anspannung usw.) bedeuten.

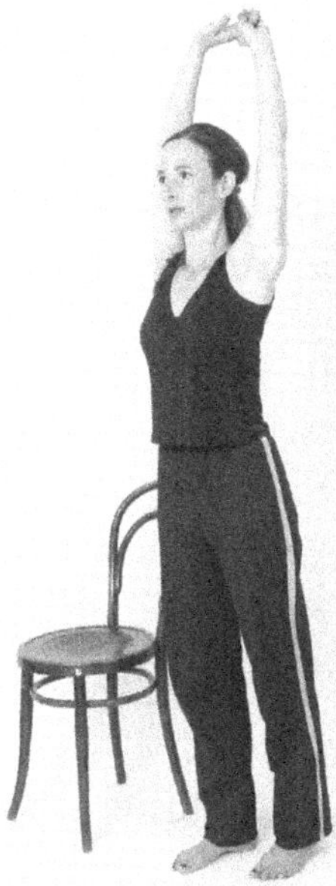

Wir Menschen sind jedoch nicht allein auf unwillkürliche Aktivitäten angewiesen. Wir können lernen, unseren Geschichten mehr Achtsamkeit zu geben – lange bevor uns Schmerz zum Aufhören zwingt.

So gesehen sind Schmerz-»Therapie« und Schmerzprävention, wenn wir sie selbst aktiv betreiben, immer auch ein Weg der Selbstentwicklung.

Die Strategien, die sich unser Körper zurechtgelegt hat und auf die er unter Belastung und Einengung zurückgreift, können wir gezielt nutzen. Davon ausgehend lassen sich konkrete Körperübungen entwickeln. Sie fassen die Weisheit des Körpers gleichsam in Worte und in ein einfaches, aber effizientes Übungs- und Trainingssystem, die KiD-Übungen.

Diese Übungen sind einfach, weil sie auf der alltäglichen Weisheit des Körpers aufbauen. Sie sind effizient, weil sie Schmerz in seiner Tiefendimension erfassen. Sie ermöglichen so Schmerzreduktion und vor allem *Schmerzprävention.*

Das Besondere der KiD-Übungen liegt auch darin, dass wir hier nicht nur passiv dehnen, sondern uns dabei zugleich aktiv verhalten. KiD heißt ***Kraft in der Dehnung***. So entkräften wir nicht nur einseitige Verengungen und Verspannungen, sondern wir kräftigen unsere körperliche Weite und Ausdehnung. So schreiben wir aktiv einige Zeilen in unserer täglichen Geschichte um.

Schmerz ist Bestandteil eines umfassenderen Handlungsrepertoires und einer Gesamtgeschichte.
Die Schmerzgeschichte entkräften und ändern mit den **KiD-Übungen** Übungen für den Körper-, Atem- und Tastraum Körperachtsamkeit

Verkörperte Emotionen und seelische Schmerzen

In unserem Alltag und in unseren täglichen Geschichten sind immer auch Emotionen, emotionale Entspannung oder Anspannung im Spiel. Diese sind aufs Engste mit unserer Körperlichkeit verwoben. Wieder ist es das feine, alles durchdringende Netzwerk der Muskeln und Faszien, welches als Schnittstelle fungiert (vgl. Mosetter u. Mosetter 2010, 2015).

Neben den Grundaspekten der Elastizität und der Wahrnehmung ist eine weitere wichtige Eigenschaft des Muskel-Faszien-Netzwerks seine Aktivität. So fand sich »ein reichhaltiges Vorkommen von faszialen Nervenfasern, die vermutlich motorische Endigungen des sympathischen Nervensystems darstellen. [...] Offenbar erlauben solche faszialen Muskelzellen dem Organismus, eine Faszien-Verspannung über das vegetative Nervensystem zu regulieren. So kann er etwa in sympathikotonen (Kampf-Flucht-orientierten) Zuständen eine höhere Spannung« einnehmen (Schleip 2004, S. 15).

Der Faszien-Pionier Robert Schleip konnte zeigen, dass Fasziengewebe im Labor auch für sich alleine reagiert und sich zusammenzieht, wenn es mit Stressbotenstoffen in Kontakt gebracht wird (Schleip u. a. 2014; Luczak 2015).

Schmerz als körperliche Selbstentfremdung

Häufig finden in der Theorie und den Spezialfächern der Medizin einseitige Abtrennungen und Vereinfachungen statt. Dann kommt es zu *nicht integrativen* Gegensätzen.

Im folgenden Kapitel wollen wir zeigen, dass solche Entwicklungen nicht nur in der Wissenschaft und in der Medizin vorkommen, sondern auch in unserem konkreten Erleben und Handeln. Kommt es in unserem Leben zu *nicht integrativen* Abspaltungen, werden daraus krankhafte Entwicklungen. Auch viele **Schmerzen** haben hier ihren Ursprung. Dann sind sie Symptom einer körperlichen Selbstentfremdung:

In den Diskussionen um die Möglichkeiten und Grenzen der modernen Medizin findet man häufig Gegenüberstellungen wie Naturmedizin und Naturheilkunde versus Apparatemedizin; oder ganzheitliche Medizin versus spezialisierte Organmedizin. Gegenüber der Apparatemedizin wird ferner die sogenannte psychosomatische Medizin angeführt.

Meist laufen diese Gegenüberstellungen auf den Dualismus (die gegensätzliche Zweiheit und Getrenntheit) von rein objektiven, physiologischen Vorgängen auf der einen Seite und subjektivem Leben und Erleben auf der anderen Seite hinaus.

Auf der einen Seite ist der Anspruch angesiedelt, bestimmte Mechanismen und Strukturen im Organismus ausfindig zu machen. Entsprechend zielgenau sollen dann therapeutische Interventionen ansetzen. Auf der anderen Seite wird auf die Vitalität des Eigenkörpers verwiesen. Hier hört man beliebte Formeln wie »Das Ganze ist mehr als die Summe seiner Teile«, »Der Körper ist Ausdruck der Seele« und Worte wie »Lebenskraft«, »Lebensenergie« usw.

Zwei Körpermodelle

Thure von Uexküll, einer der Gründerväter der psychosomatischen Medizin, beschreibt »zwei verschiedene Modelle für den menschlichen Körper« (Uexküll u. a. 1997):

»Das erste ist das ›offizielle Körpermodell‹ der Naturwissenschaft und der Medizin [...] Es beschreibt einen ›**fremden** Körper‹, den jeder als ›objektive Gegebenheit‹ beobachten kann [...]

Das andere Körpermodell umfasst die Sensationen, Gefühle und Erlebnisse, die wir in und von unserem Körper empfangen. Die Vorstellung, die wir uns daraus von einem ›eigenen Körper‹ machen, bildet das ›inoffizielle Körpermodell‹ [...] Den Körper, den es abbildet, kann man weder messen noch wiegen. Dafür können wir ihn spüren, anfassen und im Spiegel betrachten [...] in jedem seiner Teile begegnen wir uns selbst.« (Ebd.)

Diese beiden Modelle widersprechen sich. Und beide sind richtig! *Sowohl* das naturwissenschaftliche Modell *als auch* das Modell des Eigenkörpers haben recht.

Der Unterschied zwischen diesen beiden Modellen ist ein anderer als der Gegensatz zwischen Schwarz und Weiß. Eher verhält es sich so wie zwischen der linken und der rechten Hand. Zwar sind hier links und rechts einander entgegengesetzt. Aber zugleich bedingen sich die beiden Seiten gegenseitig. Unsere beiden Hände helfen einander. Die eine Hand hält das Brot fest, die andere hält das Messer und schneidet das Brot.

Eine Sichtweise, die Gegensätze benennt, daraus aber keine dualistischen Konzepte entwickelt, nennt man *integrativ*. So spricht Thure von Uexküll von der sogenannten *integrierten Medizin*. Allgemein lautet das Motto: »Unterscheide – aber trenne nicht!« Hier aber geht es nicht nur um theoretische Überlegungen und Modelle der Medizin.

Diese Art von Gegensätzlichkeit, bei der sich die beiden Seiten zugleich gegenseitig bedingen, entspricht unserer konkreten Art zu leben und zu handeln. Es ist eine integrative Gegensätzlichkeit, die wir in unserem Tun und Handeln tagtäglich praktisch vollziehen.

Am Vorgang des Tastens können wir das genauer in Erfahrung bringen.

Selbst-Tasten

Wenn wir mit der Hand einen Gegenstand abtasten, können wir über die Richtung der Aufmerksamkeit bestimmen, ob wir den *vorliegenden Gegenstand* oder aber die *eigene Hand* (die Handfläche, die Fingerkuppen) empfinden und wahrnehmen.

Diese beiden Seiten liegen ganz nahe beieinander. Sie entstehen für uns erst in der Begegnung – beim Tasten, wenn die Hand dem Gegenstand und sich über diesen Gegenstand selbst begegnet.

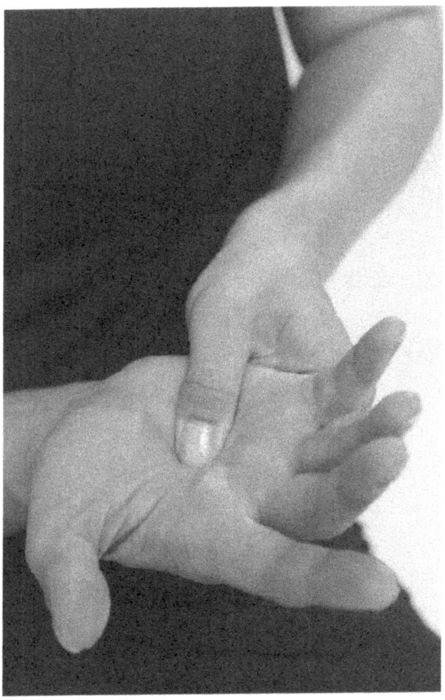

Das heißt, hier, in dieser Aktivität und als diese Aktivität (und nur hier) entsteht und vollzieht sich das, was wir die dritte Seinsweise genannt haben. Die konkrete innere Verbindung und Verwirklichung der Hand als wahrzunehmender Gegenständlichkeit einerseits und empfindender Subjektivität andererseits. Im Vollzug des

Tastens wird die Hand zugleich wahrnehmbares Äußeres und wahrnehmendes Inneres. Als *Körperding* ist sie wie jeder andere Körper wahrnehmbar, und sie *ist zugleich* der eigene Körper. Als Anteil an der Welt der Gegenstände stellt unser Körper einen besonderen Bezirk *der Umwelt* dar, und er ist zugleich der ursprüngliche empfindende Ausgangspunkt und Ort unserer Subjektivität, unseres Selbst.

Wenn wir die Augen geschlossen und die Hand einfach in die Luft halten, stellen wir schon bald fest, dass so keine Wahrnehmung möglich ist. Die eigene Hand zeigt sich ohne Gestalt, sie wird konturlos und amorph. Sie bedarf eines gewissen Widerstandes, einer tastenden zweiten Hand oder einer Unterlage, um selbst Gegenständlichkeit und damit Kontur und Begrenzung zu erlangen.

Im Hinblick auf das Sowohl-als-auch der beiden unterschiedlichen Körpermodelle heißt das: Der Eigenkörper (die empfindende Hand; inoffizielles Körpermodell) bedarf der Erfahrung seiner selbst *als Gegenstand* (die wahrgenommene Hand; offizielles Körpermodell).

Das heißt, der fremde, objektive Körper ist im eigenen, subjektiven Körper stets mit gegenwärtig. Dieser braucht jenen; jener schwingt und oszilliert in diesem mit. Der Körper *als Körpermodell*, die Hand *als Handmodell* entstehen als lebendiger Schnittpunkt und innere Verbindung dieser beiden Seiten.

Würde sich die tastende Hand beim Tasten propriozeptiv (selbst wahrnehmend; siehe oben) vollständig und grenzenlos in oder mit ihrem Gegenstand auflösen (wie wenn sie in Wasser eintauchte) und gäbe der Gegenstand seinerseits keine eigene Kontur und Gegenfläche ab, so könnte weder der eigene Körper (die eigene Hand) noch der fremde Körper (der Gegenstand) erfahren und bestimmt werden. Beim Tasten unterscheiden und verbinden wir beides zugleich.

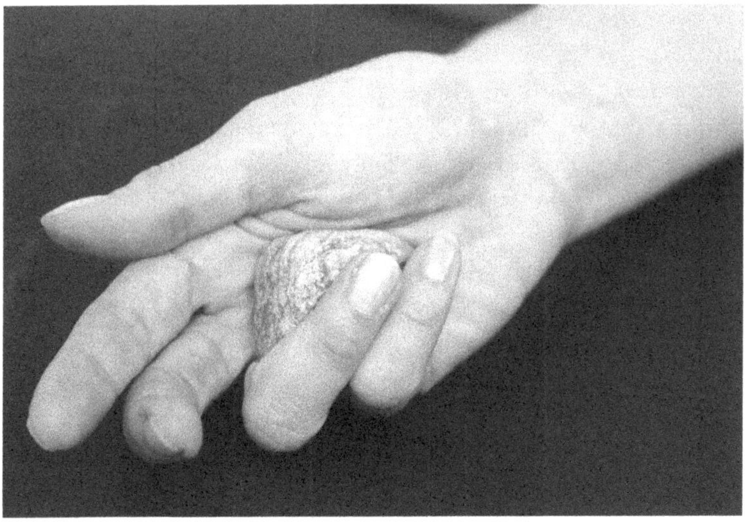

Im Umgang mit uns selbst »verwechseln« wir die Modelle

Unser Körper liegt weder nur einfach vor, noch erscheint er als reine Empfindung. Vielmehr ist er als dritte Seinsweise ein feiner Prozess, der ständig vollzogen wird.

Wenn wir aufmerksam und achtsam tasten, erfahren wir die Besonderheit unseres Körpers. Im Alltag ist diese besondere Körperlichkeit der selbstverständliche Hintergrund all unserer Handlungen.

Unsere Körperlichkeit ist gleichsam die Bühne, das Bühnenbild unseres Tuns und Handelns, unserer Lebensgeschichte. Oft jedoch handeln wir nach einem Drehbuch, das die Gegebenheiten und Möglichkeiten der Bühne vernachlässigt und verletzt.

Häufig haben wir einen unachtsamen Umgang mit unserem Körper. Unter Stress und Dauerbelastung nehmen wir körperliche, insbesondere fasziale, muskuläre Verspannungen nicht mehr wahr. Einseitige Körperhaltungen (insbesondere Sitzen) und Handlungsmuster (Arbeitshaltungen) schleichen sich dann ein, verselbstständigen sich und werden nur noch unzureichend wahrgenommen, ausgeglichen und korrigiert.

Thure von Uexküll unterscheidet hier die Begriffe *Entwicklung* und *Verwicklung* (Uexküll u. a. 1997). Diese beiden Begriffe geben uns »ein anschauliches Denkmodell, nach dem wir uns vorstellen können, wie in unserer individuellen Entwicklungsgeschichte« unser konkretes Handeln in seiner Körperlichkeit immer mehr »eingewickelt« wird. Es entzieht sich so immer mehr unserer Beachtung und wird Schritt für Schritt unzugänglicher. »Statt eine Entwicklung unserer Formen zu fühlen und wahrzunehmen, würden wir dann von *Stufen einer fortschreitenden Verwicklung* sprechen.« (Ebd.)

Das Eigentümliche und Tückische an solchen Verwicklungen ist Folgendes:

> Unsere belastenden Angelegenheiten, unsere Anspannung, unser Stress, liegen nun nicht aufgefaltet und sichtbar vor uns, sondern sind – wie im Inneren eines Wollknäuels – eingewickelt und unsichtbar. Dennoch (oder gerade deshalb) bleiben diese Belastungsmomente aktuell und wirksam. Sie sind aktiv in muskulären Verspannungen und belastenden Handlungsmustern des Körpers. Von dort entfalten sie ihre Wirkung.

Nach einer langen und anstrengenden Autofahrt tut uns das Kreuz weh, wir haben einen verspannten Nacken und vielleicht Kopfschmerzen. Wenn wir in solchen Situationen aufmerksam sind, können wir diese Beschwerden unserem Verhalten zuordnen und in unsere aktuelle Geschichte einordnen. Eventuell machen wir ein paar körperliche Ausgleichsübungen. Wir nehmen uns vor, die nächste Autofahrt und ihre Umstände etwas weniger stressig zu gestalten.

Oft jedoch schleichen sich solche stressigen Geschichten immer öfter in unser Leben ein. Dann beachten und bemerken wir die einzelnen Belastungsmomente und die dauernden körperlichen Verspannungen und Fehlhaltungen nicht mehr. Genauer – es kommt zu Verwicklungen: Wir bemerken die Belastungen und Verspannungen nicht mehr als solche.

Wenn wir Dauerverspannungen und Fehlhaltungen nicht mehr wahrnehmen, lösen diese sich nicht auf – im Gegenteil. »Plötzlich« schießt es uns in den Rücken. Wir bekommen Schmerzen. Der Schmerz sitzt dann da, gänzlich fremd – außerhalb jeden Zusammenhangs und außerhalb unserer Kontrolle.

(3)	
Unser Körper als dritte Seinsweise Das achtsame Tasten der Hand Körperachtsamkeit	
Missachten der Grenzen und Bedürfnisse des Körpers Nicht achtsamer Umgang wie mit einem Körperding	Eigenkörper
Verwicklungen Schmerz erleben	

Entwicklung

Wenn wir unsere Körperlichkeit auf Dauer übergehen und unseren Körper fortwährend überhören; wenn dieser immer nur funktionieren muss wie ein Auto (wie ein Objekt eben!), dann spaltet sich aus unserer *dritten Seinsweise* der Körper *als Körperding* vom Körper *als Eigenkörper* ab. Es kommt zu einer *nicht integrativen Gegensätzlichkeit* in uns selbst und in unserem Körper. Dies äußert sich in körperlichen Schmerzen.

Vernehmlich wird Schmerz dann *nicht als Zeichen für etwas Eigenes*, für die eigene Geschichte, sondern als Vorliegen einer objektiven Störung. Er erscheint *wie ein Fremdkörper*, der in eine Körperbewegung gleichsam *von außen hineinfährt*, »ins Kreuz schießt«, »wie ein Messer sticht«. Im Zuge der *Selbstentzweiung* und *Selbstentfremdung* repräsentieren Schmerzstörungen *etwas Fremdes*.

(3)
Schmerz stellt einen inneren Bestandteil und eine wesentliche Eigenschaft unseres körperhaften, konkreten Agierens und praktischen Hantierens dar Schmerz vollzieht sich in unserem konkret körperlichen Handlungs-, Bewegungs- und Empfindungsraum (Schmerzraum) Schmerz ist stets Bestandteil unserer Geschichte, unseres Drehbuchs

Körperding Der Körper als Fremder Schmerz als etwas Fremdes »Wie ein Messer« »Hexenschuss«	Eigenkörper

Viele Therapien und Übungskonzepte sind einseitig

Auch in der medizinischen Schmerztheorie und -praxis zeigt sich häufig eine einseitige Verengung auf die objektiven, mechanischen Körperstrukturen. Die Medizin übersieht dabei unsere funktionelle, subjektive Bewegungsgeometrie – und damit unseren Eigenkörper in Bewegung und seine subjektive Anatomie. Sie übersieht so unsere individuelle Geschichte und unser persönliches Drehbuch.

Wenn solche Wege der Medizin den Schmerzpatienten nicht helfen – und häufig können sie eben nicht helfen, denn sie begreifen die Tiefendimension, die Geschichte der Schmerzen nicht (!) –, versuchen Psychotherapeuten, die Schmerzen dieser Patienten mit ebenso einseitigen Überlegungen und Methoden anzugehen. Körperliche Schmerzen sollen dann mit einer gezielten Lenkung der Aufmerksamkeit bewältigt werden.

Alles ist dann eine Frage des Bewusstseins und des richtigen Umgangs mit den Schmerzen. Richtiges Schmerzmanagement und richtiges Denken (»positives Denken«) sollen das Schmerzerleben und damit die Schmerzen selbst zügeln und in den Griff bekommen.

Der Weg, den wir in diesem Ratgeber einschlagen wollen, entspricht unserer Körperlichkeit als einer dritten Seinsweise. Unserem Körper, der immer auch Drehbuch und Bühne unserer persönlichen Lebensgeschichte und ihrer Belastungen ist.

<table>
<tr><th>(1)</th><th>(2)</th></tr>
<tr><td>Einseitige Betonung der objektiven, mechanischen Körperstrukturen
Manipulative und/oder operative Methoden</td><td>Schmerzmanagement
Richtiges, positives Denken, Bewusstseinstraining</td></tr>
<tr><td colspan="2">(3) Körperachtsamkeit</td></tr>
</table>

Viele Übungs- und Trainingsmethoden kultivieren ebenfalls diese Zweiheit. Oft wird körperlich geübt und ertüchtigt, gesprungen, gestretcht und getanzt, ohne dabei gedanklich ganz bei und in den Übungen (und damit bei sich) zu sein. Auf der anderen Seite werden Kurse angeboten, in denen man meditative, gedankliche und imaginative Wege beschreitet.

Hatha-Yoga (eine von vielen Yoga-Schulen) ist sicherlich ein integratives Übungsverfahren, das beide Seiten zugleich berücksichtigt. Jedoch ist ein solcher Weg sehr anspruchsvoll; er erfordert viel Zeit und es kann Jahre dauern, bis man ein Vorankommen spürt. Auch sind solche Wege meist nicht in unserem Kulturkreis entstanden, sondern in Fernost in mönchischer oder klösterlicher Tradition. Wir in Europa haben eine andere Art und Weise zu leben. Mit den KiD-Übungen können wir dennoch integrativ und tief greifend arbeiten. So gesehen können die KiD-Übungen und der konkrete Weg der Körperachtsamkeit eine Art *westliches Yoga* bieten.

<table>
<tr><td>Nur Gymnastik
(Arbeit mit dem Körperding)</td><td>Reine Meditation
(Arbeit mit der Kraft der Gedanken)</td></tr>
<tr><td colspan="2">(3)
zum Beispiel Hatha-Yoga, die praktische Integration beider Seiten, jedoch ein sehr anspruchsvoller, weiter Weg;
(Iyengar 2005: Licht auf Yoga)
KiD-Übungen
(einfach und dennoch körperlich tiefenentspannend)</td></tr>
</table>

Ein neues Körper- und Schmerzkonzept

Mit unserer dritten Sicht verwerfen wir die objektive und die subjektive Seite des Schmerzes nicht. Wenn wir jedoch von körperhaft agierenden Menschen ausgehen, kommen diese beiden Seiten gleichsam zu einer Synthese. Sie finden sich aufgehoben in einem übergreifenden, konkret menschlichen Rahmen.

1 + 1 = 3: Subjektive Anatomie

1 + 1 = 3. Wir erhalten ein dreidimensionales Bild, das uns konkrete praktische Möglichkeiten der Schmerztherapie und der -prävention an die Hand gibt.

Eine Synthese finden wir in der *funktionellen Bewegungsgeometrie* des Körpers. Diese beschreibt die körperlichen Gesetzmäßigkeiten, die gelten und zum Tragen kommen, wenn wir in unserer Welt zugange sind. Hier finden wir keine rein objektive, sondern eine *»subjektive Anatomie«* vor (so auch der Titel eines Buches von Thure von Uexküll; Uexküll u. a. 1997).

Die KiD-Übungen

Was leisten die KiD-Übungen?

Unsere Handlungen, unsere Handlungsräumlichkeit, unsere Geschichten entfalten sich entlang der funktionellen Handlungsanatomie unseres Körpers. Hier, in der funktionellen, elastischen (nicht der statischen, nur objektiven) Anatomie, finden wir gleichsam die Schnittstelle zwischen unserem subjektiven Erleben und unserer objektiven Körperlichkeit.

Auch der Schmerzraum und die Geschichte des Schmerzes manifestieren sich in der funktionellen Anatomie und über die dynamische Bewegungs- und Handlungsgeometrie unseres Körpers. Die entsprechenden Körperlinien und Eigenausdehnungen können wir bewusst empfinden, aktivieren und erweitern. Verspannungen und Verengungen können wir wie folgt entkräften:

✓ Mittels der KiD-Übungen. *Kraft in der Dehnung* bedeutet, dass wir die einengende Geschichte des Schmerzes an einigen entscheidenden Sätzen umformulieren. So ermöglichen wir neue, offenere Bewegungs- und Handlungsmuster.

✓ Über Übungen für den Brustkorb und seinen Herz- und Atemraum. Diese Übungen betreffen zwar nicht direkt körperliche Schmerzen. Jedoch helfen sie uns, unsere Geschichte leichter und freier zu leben und zu gestalten.

✓ Über unsere Körperachtsamkeit; mit Tast-Übungen mit der Hand, den Füßen, dem Körper. Diese Übungen helfen uns zum einen, die einleitenden Überlegungen zur objektiven und subjektiven Seite des Körpers nachzuvollziehen. Zum anderen helfen auch sie uns, unsere Geschichte körperbewusster zu gestalten.

1 + 1 = 3
Funktionelle Bewegungsgeometrie, subjektive Anatomie
KiD-Übungen
Übungen für den Körper-, Atem- und Tastraum
Körperachtsamkeit

Wie funktionieren die KiD-Übungen?

Die folgenden Ausführungen entstammen in weiten Teilen dem Buch *Kraft in der Dehnung – Ein Praxisbuch bei Stress, Dauerbelastung und Trauma* (Mosetter u. Mosetter 2003).

Was in der Therapie der Fingerdruck des Therapeuten leistet, nämlich die gezielte und systemische Stimulation der Faszien- und Muskelfühler, das leisten in den KiD-Übungen die tatsächliche aktive Körperbewegung und die reale Inanspruchnahme der verschiedenen Muskeln.

In der Myoreflextherapie bekommt der Klient durch manuellen Druck an ganz bestimmten Punkten eine Spürhilfe. Dieselben Punkte und Fühler werden in den KiD-Übungen stimuliert – hier mittels Kraftentfaltung in überdeutlicher Aufdehnung: Die Muskulatur wird dabei in die maximal mögliche Länge gebracht und in diesem Zustand aktiviert.

Diese Aktivierung unterscheidet die KiD-Übungen vom normalen, passiven Dehnen. Die Aktivierung in der Maximallänge führt dazu, dass die Messwerte übersteuern. Dabei werden vor allem die Ursprungs- und Ansatzregionen der einzelnen Muskeln in aktivierte Zustände, ähnlich der manuellen Druckpunktstimulation, versetzt. Bei den KiD-Übungen wie auch bei der Myoreflextherapie wird ein neuromuskulärer Zustand in den Vordergrund der natürlichen Selbstwahrnehmung gerückt – und so einer Regulation (wieder) zugänglich gemacht.

Es geht darum, mittels spezieller Gesamtbewegungen den Organismus zu veranlassen, sein Faszien- und Muskelsystem zu regulieren – das heißt gesund zu erhalten beziehungsweise gesunden zu lassen.

Beim Sichbewegen erhält der Körper ständig Informationen von seinen Muskeln und Faszien. Über die Wahrnehmung von Signalen aus Sehnen, Faszien, Muskeln und Gelenken steuert er seine Bewegungen. Werden die Bewegungen und Aktivitäten sehr spezifisch und sozusagen überdeutlich ausgeführt, so führen die entsprechenden Informationen der Fühler dazu, biomechanische Ungleichgewichte zu verhindern beziehungsweise zu korrigieren.

Viele Beschwerden des Bewegungsapparates (so auch viele Symptome im Bereich der Hände) sind auf einseitige Körperhaltungen zurückzuführen. Im europäischen Kulturkreis bestimmt die Sitzhaltung den Alltag. Entsprechend überwiegt die Aktivität und das Eingezogensein der Arm*beuger*. Das häufige Sitzen am Computer, im Auto, auf dem Fahrrad usw. führt auf Dauer zu Verkürzungen der entsprechenden Muskulatur. Eine ausgewogene Muskulatur kommt so mit der Zeit in ein Ungleichgewicht – in entsprechenden Symptomen und Beschwerden findet dies seinen Ausdruck.

Werden solche einseitig beanspruchten und verkürzten Partien nicht regelmäßig aufgedehnt und in der Aufdehnung aktiviert, so kann sich diese Einseitigkeit immer mehr etablieren. Die KiD-Übungen bieten für solche Einseitigkeiten einen Ausgleich. Ungleichgewichte finden ein Gegengewicht.

Bei den KiD-Übungen geht es um die Aktivierung und Belastung unterschiedlicher Muskel- und Faszienanteile. Durch die Erkenntnisse der Faszienforschung und des faszienorientierten Trainings der letzten Jahre findet sich das bewährte Prinzip der KiD-Übungen noch einmal vortrefflich bestätigt und hinsichtlich der Wirkweise detailliert bekräftigt:

Bei der »klassischen Muskelarbeit« kontrahieren und verkürzen vorrangig die Muskelfasern; das Fasziengewebe wird zudem kaum angesprochen: Beide Aspekte helfen dem Organismus nicht wirklich weiter.

Beim »klassischen Dehnen« ist es quasi umgekehrt; aber ebenfalls helfen beide Aspekte nicht weiter: Hier bleiben die Muskelfasern passiv, sie spannen nicht an. Und da die Verlängerung von den Muskelfasern »geschluckt« wird, werden auch die Faseranteile nicht wesentlich gedehnt oder stimuliert.

Diese beiden Trainingskonzepte können so nur geringfügig greifen. Anders bei der »aktiven Dehnbelastung: Hier ist der Muskel aktiv und wird zusätzlich im endgradigen Bereich belastet. In dieser Konfiguration werden die meisten faszialen Anteile gedehnt und stimuliert.« (Müller u. Schleip 2011)

»Am wirkungsvollsten für den zusätzlichen Aufbau von elastischen Fasern ist eine dynamische Muskelanforderung, die beides im Angebot hat, also kraftaufbauend und gleichzeitig dehnend ist. Das wird zum Beispiel bei Muskelaktivität gegen Widerstand und am besten in einer lang gedehnten Position erreicht.« (Ebd.) – Also nach dem Prinzip von KiD: Kraft in der Dehnung (vgl. Mosetter 2015).

In allen Bewegungen spielen mehrere Muskel- und Fasziengruppen fein abgestimmt miteinander. Noch einmal zu unserem früheren Beispiel: Ein Zusammenziehen des Bizepsmuskels verlangt die Passivität und Aufdehnung des Trizepsmuskels. Dabei arbeiten diese beiden Muskeln fein abgestimmt miteinander – so wie zwei Waldarbeiter an einer zweigriffigen Baumsäge zusammenarbeiten. Die relative Verkürzung einer dieser muskulären Partner führt dazu, dass sein Gegenüber ebenfalls eingeschränkt und gebremst wird.

Jedes sinnvolle Training verlangt somit die Mitberücksichtigung verschiedener Arbeitspartner. Geschieht dies nicht, wird auch eine scheinbar gut trainierte Oberschenkel-Streckmuskulatur durch verkürzte Beuger regelrecht behindert und gebremst. Eine ausbalancierte Entwicklung der relativen aktiven Muskellänge aller Mitspieler im Orchester der Bewegung ist entscheidend.

Häufig bringt das Üben mit der KiD-Methode Muskelkater mit sich. Dies entspricht einem produktiven Umbau (einer Re-Organisation) von passivem, sehnigem, unelastischem Material zu aktiven, elastischen Faszien und Muskelfasern. Die Muskellängen stellen sich wieder auf ihre ursprüngliche Grundstimmung ein.

Körperachtsamkeit

Eine der zentralen Lehrreden des Buddha ist der sogenannte *Leitfaden zur Errichtung der Achtsamkeit*, die *Satipatthana-Sutta* (sati: Achtsamkeit; patthana: aufbauen, festigen; suta: Schrift, Lehre).

Die Achtsamkeit des Menschen beruht nach dieser Lehre auf vier Grundlagen: (1) Die Betrachtung des Körpers als Körper, (2) die Betrachtung der Gefühle als Gefühle, (3) die Betrachtung des Geistes als Geist, (4) die Betrachtung von Geistobjekten als Geistobjekte.

Insgesamt bedeutet *Achtsamkeit* in der *Satipatthana-Sutta,* »sich den täglichen Verrichtungen mit klarem Begreifen [zu] widmen« (Sangharakshita 2004). Dieses Ziel ist in seiner Einfachheit sehr anspruchsvoll. Es erfordert eine entsprechend ruhige und übersichtliche Lebensführung – ein Drehbuch, das vielleicht unter den Bedingungen der Abgeschiedenheit eines Klosters möglich erscheint.

Die Schüler, die der Buddha mit seinen Reden unterwies, waren Wandermönche *(bhikkus)*, die den Fokus ihres Lebens voll und ganz auf die Lehren ihres Meisters richteten.

Wir mit unseren heutigen westlichen Drehbüchern können einen solchen Weg nicht gehen. Wir können uns jedoch verschiedene Ideen aus dieser Lehre aneignen und diese praktisch in unseren Alltag integrieren.

> Körperachtsamkeit ist die Pflege und Kultivierung unseres Körpersinns.

Wie wir gesehen haben, ist in Buddhas Lehrrede über die Körperachtsamkeit der erste Schritt und die Grundlage der weiteren Schritte. Und hier, innerhalb der Körperachtsamkeit, ist es die Achtsamkeit für den Atem, die den Einstieg in den Weg der Achtsamkeit bietet.

> »Er übt so: ›Ich werde einatmen und den ganzen Körper (des Atems) erfahren.‹ Er übt so: ›Ich werde ausatmen und den ganzen Körper (des Atems) erfahren.‹« (Ebd.)

In diesem Ratgeber können wir Elemente der Atemachtsamkeit in das Konzept der KiD-Übungen integrieren. Damit kultivieren wir eine Art der Körperachtsamkeit, die ohne große Umstände und dennoch effektiv und sehr gezielt in unsere westlich orientierten Geschichten und Drehbücher passt.

Wie üben?

Allgemeine Übungsregeln

- Üben Sie täglich zweimal 10 Minuten. Sie können die Übungen auch über den Tag verteilen und zum Beispiel viermal 5 Minuten mit den KiD-Übungen arbeiten. Wichtig ist nicht allein die Anzahl der Übungen beziehungsweise der Zeitaufwand, sondern die Regelmäßigkeit des Übens.
- Manche Übungen können zu einer erhöhten Wachheit führen. Üben Sie deshalb möglichst nicht direkt vor dem Schlafengehen.
- Bereits 6–8 normale Atemzüge reichen in jeder Übungsposition aus, um die Muskulatur so zu aktivieren, dass sie vom Organismus entsprechend reguliert wird.
- Gehen Sie langsam und vorsichtig in die Übungspositionen hinein und lösen Sie die Übungen noch behutsamer wieder auf.
- Die Dehn-Endstellung haben Sie erreicht, wenn ein Ziehen (eventuell ein leichter Dehnschmerz) auftritt. Dies ist gemeint, wenn in den Übungsbeschreibungen von *überstrecken* die Rede ist. Bereits diese Dehnstellung hat einen positiven Effekt; jedoch bleibt die Muskulatur dabei noch passiv. Eine Aktivierung und Kraftentfaltung in den Dehnungspositionen (KiD) kommt dadurch zustande, dass Sie nun zusätzlich leichten Druck gegen einen Widerstand geben. Diese Aktivierung veranlasst den Organismus dazu, die Muskulatur entsprechend zu regulieren.
- Bleiben Sie in den Dehnpositionen nicht bewegungslos und starr, sondern entfalten Sie Ihre Kraft gegen den Widerstand in leicht federnden, rhythmischen Bewegungen. Die Grund-

substanz des Bindegewebes und der Faszien wird dadurch perfekt angeregt.

- Bei manchen Übungen ist vom *Standbein* und vom *Spielbein* die Rede: In der Übung *Der stolze Hahn* zum Beispiel ist das Bein, auf dem der Übende steht, das Standbein. Das Bein, das angezogen und in der Hand gehalten wird, ist das Spielbein.
- Führen Sie die Übungsschritte jeweils auch mit der anderen Körperseite aus.
- Respektieren Sie Ihre eigenen körperlichen Bewegungsgrenzen und verschieben Sie diese nur langsam.
- Üben Sie sanft und schonend, aber doch mit einer gewissen Regelmäßigkeit und Intention. Bewegen Sie sich fließend und elastisch. Ruckartige Bewegungen sollten Sie vermeiden.
- Führen Sie alle Bewegungen langsam aus. Achten Sie auf Ihre mentale Entspannung. Bleiben Sie mit Ihrer Aufmerksamkeit in den Übungen. Arbeiten Sie aufmerksam – nicht mechanisch. Atmen Sie regelmäßig und ruhig.
- Bei Prothesen sollten Sie unbedingt die vorgegebenen Bewegungsrichtungen respektieren und im Zweifelsfalle eine individuelle Beratung mit hinzuziehen.

Auswahl und Zusammenstellung der Übungen

- Gehen Sie bei der Wahl der Übungen zunächst intuitiv vor und beachten Sie Ihre eigenen Vorlieben und Abneigungen.
- Bei vielen der Übungen sind Ausgleichsübungen angegeben. Für ein gesundes Gleichgewicht sind diese sehr wichtig. Bei Übungen, die zum Beispiel die Vorderseite des Körpers aktivieren, sollte als Ausgleich auch eine Übung für die Rückseite des Körpers eingeplant werden. Zum Beispiel ist es beim *Sonnengruß* sinnvoll, auch die Übung *Der Körper öffnet und schließt sich* durchzuführen.
- Als Hilfe für eine Zusammenstellung Ihres persönlichen Übungsmenüs und Tagesplans wurden in diesem Buch zwei Wegweiser erstellt. Ausgehend von Ihren persönlichen Beschwerden und Problemen können Sie anhand dieser Wegweiser Ihr Übungsprogramm zusammenstellen.

Die Übungen

Liegen (erste Grundübung)

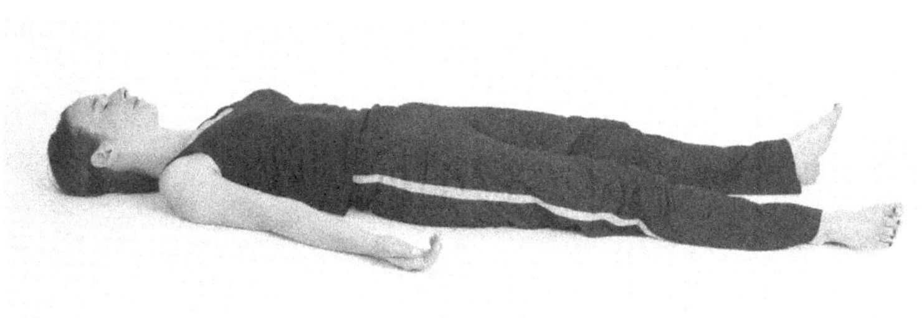

Diese Übung ist eine klassische Aufmerksamkeits- und Wahrnehmungsübung. Im Übungssystem des Yoga sagt man, diese Übung sei die schwierigste aller Yogaübungen. Im Hatha-Yoga heißt diese Übung Savasana. Neuere Übungssysteme beschreiben sie als Body-Scanning.

Legen Sie sich flach auf den Rücken. Wenn Ihnen dies schwerfällt, können Sie sich individuell entlasten; etwa mit einem Kopfkissen, einer Nackenrolle, einer Knierolle. Die Unterlage sollte nicht zu weich sein.

Wandern Sie nun mit Ihrer Aufmerksamkeit langsam durch Ihren Körper. Verweilen Sie jeweils für vier bis sechs Atemzüge. Bei Bedarf können Sie auch länger verweilen.

Beginnen Sie an der Stelle, wo Ihr Kopf aufliegt. Ist Ihr Kopf leicht oder schwer? Liegt er wirklich auf – oder halten Sie den Kopf noch?

Wandern Sie weiter zur Halswirbelsäule. Richten Sie die Halswirbelsäule noch einmal aus; sie sollte in gerader Verlängerung der Wirbelsäule liegen. Sie unterstützen diese Lage, wenn Sie das Kinn etwas zur Brust nehmen. Fällt dies schwer?

Korrigieren Sie nur so weit, wie es Ihnen ohne Mühe möglich ist. Verspannen Sie nicht, weil Sie eigentlich entspannen wollen!

Der Schwerpunkt dieser Übung liegt auf dem Wahrnehmen: Wo kann der Körper nicht loslassen? Wo tut es eventuell weh? Wie fühlt sich ein bestimmter Körperbereich an? Spüren wir uns überall gleich?

Achten Sie nun auf Ihr Gesicht. Ist der Mund (die Kaumuskulatur) locker? Wie fühlen sich die Augen und Augenhöhlen an? Spüre ich den Atem an der Nase? Ist die Stirn glatt oder angespannt?

Wandern Sie weiter in den vorderen Hals und die Schluckmuskulatur. Ist der Hals eng oder weit?

Gehen Sie über in den Bereich des Nackens und der Schultern. Wie fühlt sich der Nacken an? Sind die Schultern locker oder verspannt; liegen sie auf der Unterlage auf?

Von den Schultern gelangen Sie zu den Armen und Händen. Von welchem Bereich an liegen die Arme auf? Sind sie leicht oder schwer? Die Hände – wo liegen sie auf? Wohin zeigen die Daumen? Wenn Sie die Ausrichtung der beiden Daumen verändern, was geschieht dann in den Armen, im Nacken und in den Schultern, im Brustbereich?

Wandern Sie nun mit Ihrer Aufmerksamkeit in den Brustbereich. Spüren Sie, wie er sich beim Atmen verändert. Sie können Ihre Wahrnehmung unterstützen und noch einmal anders betonen, wenn Sie zudem die Hände auf Ihre Rippen legen.

Vom Brustbereich gelangen Sie über die untere Kante der Rippen (den Rippenbogen) zum Bauch und zum Zwerchfell. Spüren Sie hier eine Veränderung mit dem Ein- und Ausatmen? Fällt das Atmen in diesem Bereich leicht oder schwer? Auch hier können Sie Ihre Wahrnehmung unterstützen und noch einmal anders betonen, wenn Sie die Hände auf den Bauch legen.

Wie fühlt sich der Bauchbereich seitlich an? Wandern Sie weiter zum Rücken. Wo liegt der Rücken auf? Oben (an der Brustwirbelsäule)? Unten (an der Lendenwirbelsäule)? Fühlt sich die Wirbelsäule gerade an? Tut es irgendwo weh? Wenn Sie Ihre Füße jeweils nach außen drehen, wie verändert sich dann Ihre Rückenlage?

Wandern Sie nun weiter ins Gesäß. Sind die Pobacken entspannt? Spüren Sie Ihr Iliosakralgelenk und Ihre hinteren Hüftknochen?

Wandern Sie über die Seiten wieder nach vorne. Nehmen Sie Ihre Leistengegend wahr. Können Sie die Leiste so weit öffnen und entspannen, dass Sie die Beine entspannt ablegen können (ohne Knierolle)?

Gehen Sie weiter zu den Oberschenkeln. Liegen sie auf? Sind sie locker oder angespannt? Die Knie – spüren Sie die Kniehöhlen, die Kniescheiben. Zieht es irgendwo unangenehm? Wie fühlen sich die Unterschenkel an? Wo liegen sie auf? Sind Ihre Waden hart oder weich?

Schließlich gelangen Sie zu den Fersen und den Füßen. Wie fühlen sich die Fersen an? Schauen die Füße nach oben oder zur Seite oder nach vorn? Bewegen und spüren Sie Ihre Fußzehen.

Notizen

Notieren Sie die Körperbereiche, die Ihnen besonders aufgefallen sind und die eventuell unangenehm verspannt, verkrampft oder schmerzhaft waren. Vermerken Sie dabei das aktuelle Datum; dann können Sie zu einem späteren Zeitpunkt Ihre Wahrnehmungen und körperlichen Beschwerden vergleichen.

Wenn Sie in Ihrem Alltag Schmerzen in einem bestimmten Körperbereich oder bei einer bestimmten Bewegung haben, notieren Sie dies ebenfalls.

Die Erfahrungen, Wahrnehmungen und Notizen aus dieser (im wahrsten Sinne des Wortes grundlegenden) Übung können Sie als **Wegweiser** nehmen: In welchen der folgenden Übungen finden Sie Ihre persönlichen Schmerzbereiche besonders berücksichtigt? Vermerken Sie diese Übungen bei den Notizen. Im Laufe der Zeit können Sie Ihr persönliches Übungsmenü zusammenstellen.

Die Hände tasten (zweite Grundübung)

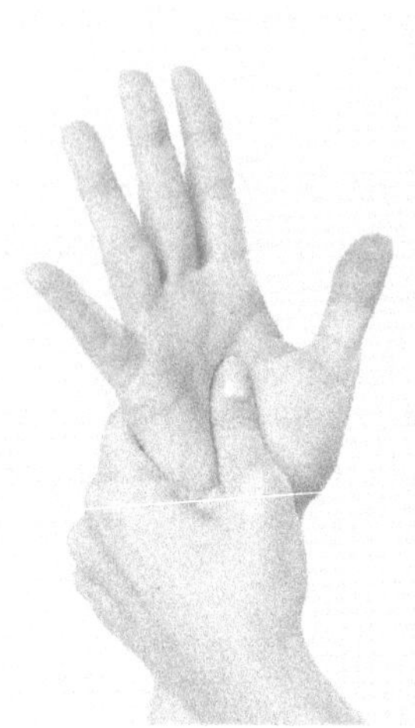

Wie wir gesehen haben, bewegen wir uns in unserer Körperlichkeit zwischen den Polen der Gegenständlichkeit (der Objektivität) und der Nicht-Gegenständlichkeit (der Subjektivität).

Dies können wir vor allem beim Tasten sehr gut erspüren und erfahren: Beim Tasten ist unser Körper gleichzeitig wahrnehmbares Äußeres (ein wahrzunehmender Gegenstand) und wahrnehmendes Inneres (wahrnehmendes Subjekt).

Als *Körperding* ist unsere Hand mit anderen objektiven Körpern vergleichbar. Zugleich ist sie unser eigener Körper und ein ursprünglicher Ausgangspunkt unseres Selbst und unseres Tuns.

Bei geschlossenen Augen gestaltet sich die Wahrnehmung der eigenen Hand konturlos und amorph, sie scheint ihre Form und ihre Grenzen zu verlieren.

Probieren Sie es aus! Setzen Sie sich an einen Tisch, stellen Sie einen Ellbogen auf und halten Sie die Hand nach oben. Eine entspannte Hand hat dabei keine gerade gestreckten Finger, sondern diese sind leicht gebeugt. Achten Sie etwa 20 bis 30 Atemzüge lang auf Ihre Hand …

Probieren Sie das Ganze noch einmal aus, indem Sie einen Arm und die Hand einfach nach unten hängen lassen … Versuchen Sie es auch mit der anderen Seite.

Machen Sie diese Übung auch im Liegen (siehe oben) mit den Füßen und mit anderen Körperbereichen …

Sie werden bemerken: Die Hand beziehungsweise der Fuß bedarf eines gewissen Widerstandes (einer tastenden zweiten Hand oder einer Unterlage, eines Gegen-Standes), um selbst Gegenständlichkeit und damit Form, Kontur und Fassbarkeit zu erlangen.

Wie wir gesehen haben, ist Schmerz oft Symptom einer körperlichen Selbstentfremdung. – Erfahren Sie in einem bestimmten Körperbereich eine solche Entfremdung? Etwa in Form einer Anspannung oder eines Schmerzes, der dann fast wie ein Gegenstand anmutet? Vermerken Sie solche Besonderheiten in den Notizen (siehe oben).

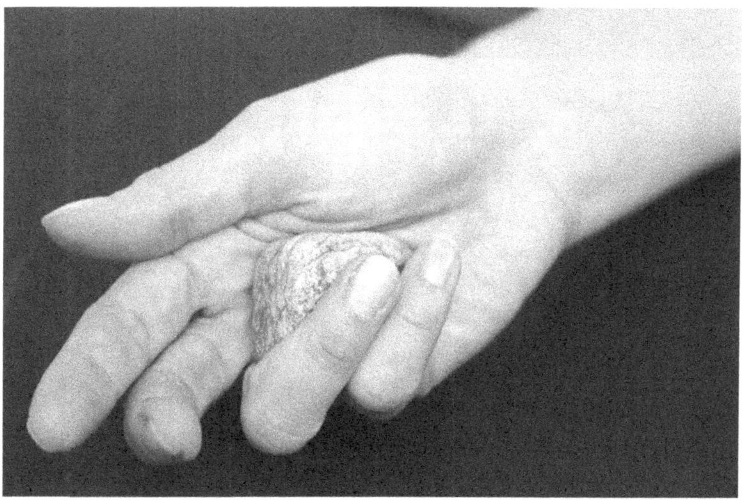

Nehmen Sie einen runden Stein in die Hand und tasten Sie diesen ebenfalls mit geschlossenen Augen. Achten Sie nun vor allem darauf, wie sich der Stein und Ihre Hand begegnen. Wann tastet Ihre Hand den Stein; wann ertastet und erspürt sich Ihre Hand *an* dem Stein?

Ähnlich wie bei doppeldeutigen Bildern und Kippfiguren (zum Beispiel beim Necker-Würfel, bei dem man einen Quader mal von links unten und mal von rechts oben sieht) können wir auch zwischen diesen beiden Wahrnehmungsseiten hin und her wechseln.

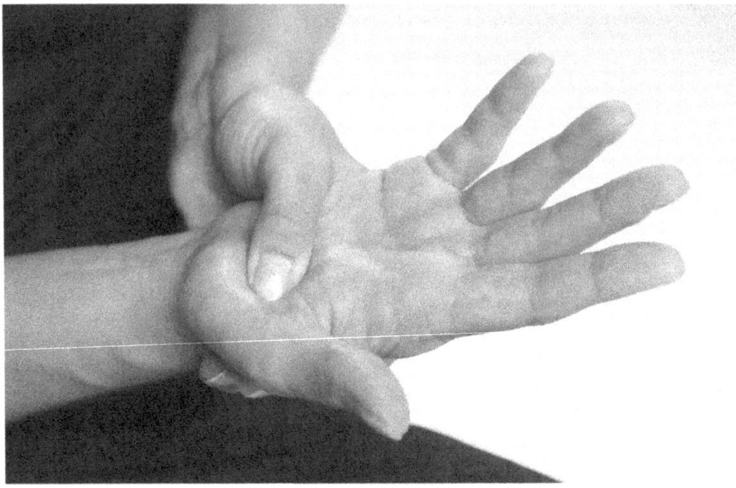

Wandern Sie mit dem tastenden Daumen der einen Hand über die Handinnenfläche der anderen Hand. Verweilen Sie an schmerzhaften Stellen mit sanftem Druck.

Wenn Sie die passive Hand dabei auf- und zumachen, verändert sich diese unter Ihren tastenden Fingern und Daumen und kommt dem sanften Druck entgegen.

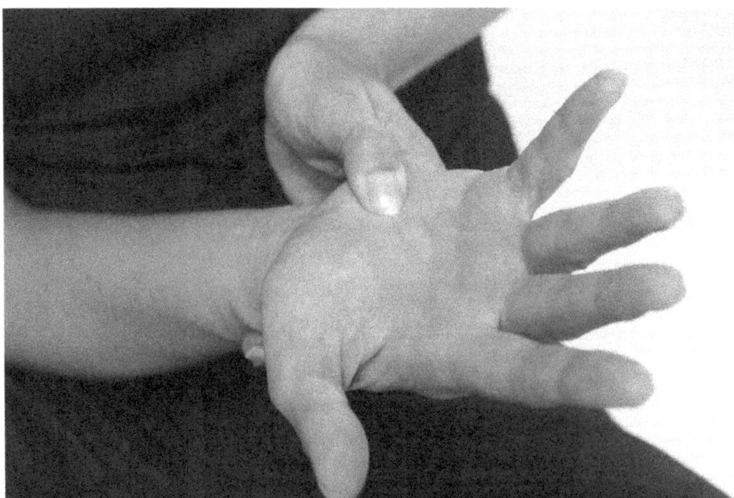

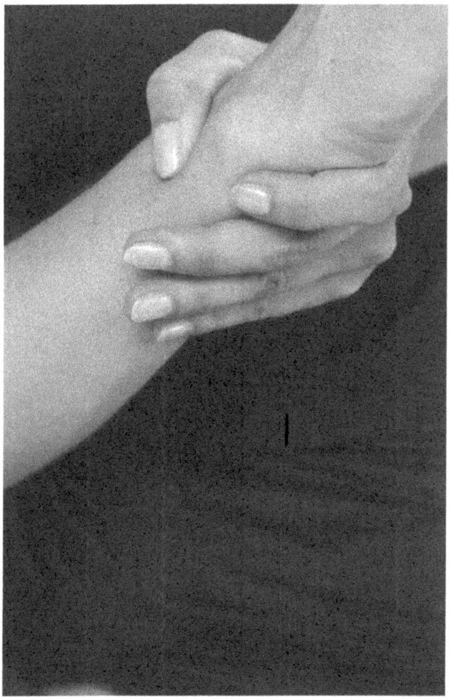

Wechseln Sie auch auf den Handrücken. Wandern Sie die einzelnen Finger entlang bis zu den Fingernägeln. Gibt es hier schmerzhafte Stellen?

Bewandern und behandeln Sie auch das Handgelenk und den Oberarm. Wenn Sie dabei die Hand und die Finger bewegen, können Sie den tastenden Fingerdruck noch einmal anders betonen.

Der stolze Hahn

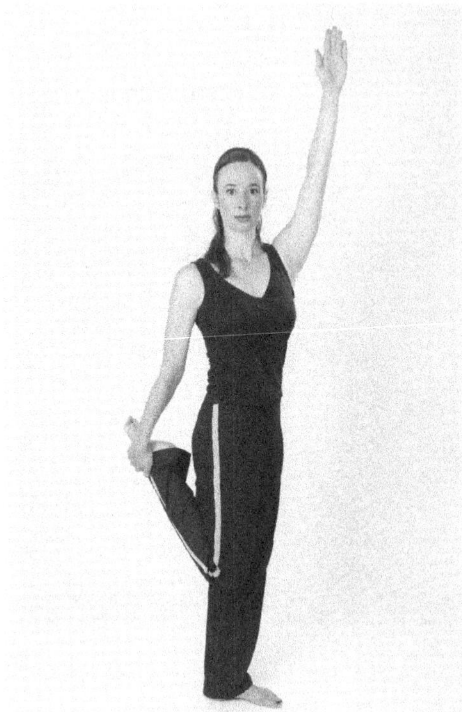

Nehmen Sie eine stabile Ausgangsstellung im Stehen ein. Die Beine sollten dabei hüftbreit auseinander stehen. Stellen Sie eventuell einen Stuhl in Reichweite vor sich, damit Sie bei der folgenden Übung das Gleichgewicht halten können.

Stellen Sie sich nun auf ein Bein. Führen Sie das andere Bein nach hinten in Richtung Gesäß. Versuchen Sie, mit der Hand derselben Seite das Spielbein am Fußrücken zu halten und weiter in Richtung Gesäß zu ziehen.

Das Knie des gehaltenen Beines sollte dabei nicht zu sehr nach außen ausweichen. Im Idealfall berühren sich die beiden Kniegelenke.

Schieben Sie das Becken leicht nach vorne (kneifen Sie die Pobacken zusammen). Dadurch vermeiden Sie einen Hohlrücken (ein Hohlkreuz); die Dehnung im Spielbein wird verstärkt.

Richten Sie Ihre gesamte Wirbelsäule auf. Heben Sie das Brustbein nach vorne oben an. »Schwellen« Sie Ihre Brust. Mithilfe der Vorstellung einer Sonne, die aus dem Brustbein herausstrahlt, kann sich der gesamte Bereich des Brustkorbs aufdehnen und öffnen.

Strecken Sie nun den Arm der Standbeinseite nach oben. Der Arm streckt sich in den Himmel. Sie bilden so eine Säule, einen Stamm; die andere Körperseite hält sich und dehnt sich.

Der Kopf sollte bei dieser Übung in gerader Fortsetzung zur Wirbelsäule gehalten werden. Legen Sie den Kopf leicht in den Nacken und führen Sie das Kinn dabei Richtung Brustbein (Doppelkinn). Stellen Sie sich vor, dass der Kopf an seinem obersten Scheitelpunkt mit einem Bindfaden leicht nach oben gezogen wird.

Achten Sie darauf, dass Sie die Schultern locker lassen. Schultern und Oberarme sollten eher nach hinten fallen. So bleibt der Schulter-/Nackenbereich entspannt.

Geben Sie mit dem Fußrücken des Spielbeins leichten Druck in die Handfläche. Im Kniegelenk sollte es dabei keine Bewegung geben.

Am Anfang ist es sehr hilfreich, den Blick an einem festen Punkt zu fixieren, so kann das Gleichgewicht besser gehalten werden. Versuchen Sie im Laufe der Zeit, die Übungsstellung zu halten, den Kopf jedoch leicht nach links und rechts zu wenden. Diese Bewegung kann verhindern, dass Sie die Hals- und Nackenmuskulatur ungewollt zu sehr fixieren.

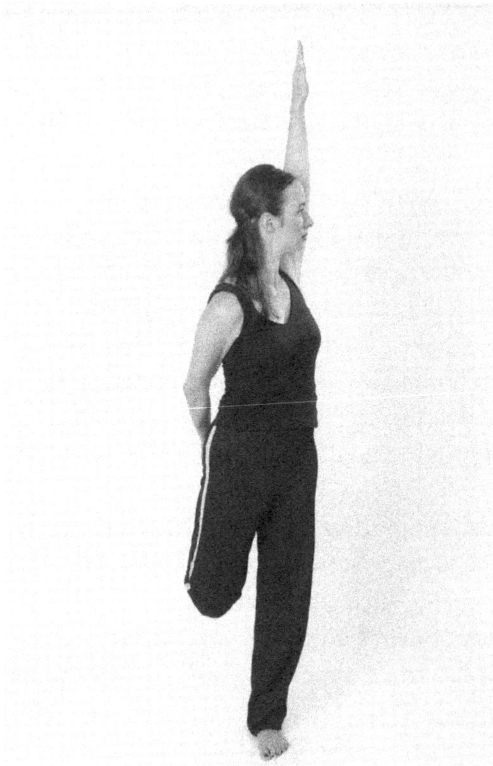

Versuchen Sie nun, Ihren Oberkörper leicht in Richtung des Standbeins zu drehen. So erreichen Sie (neben der Aufdehnung und Aktivierung der vorderen Körperseite) eine leichte Dehnung der seitlichen Muskelanteile und der Hüfte.

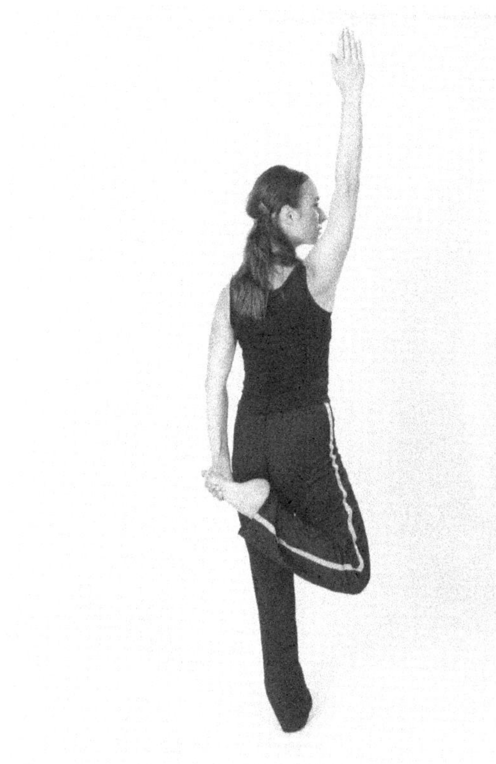

Eine weitere Spielart besteht darin, diese Übung asymmetrisch, das heißt über Kreuz auszuführen.

Nehmen Sie eine stabile Ausgangsstellung im Stehen ein. Stellen Sie sich nun auf ein Bein. Führen Sie das andere Bein nach hinten in Richtung Gesäß. Versuchen Sie nun, mit der Hand der Standbeinseite das Spielbein am Fußrücken zu halten. Strecken Sie den Arm der Spielbeinseite nach oben.

Auf diese Weise erreichen Sie die Aktivierung und Dehnung weiterer Muskelanteile. Auch die Anforderungen an Ihre Körperkoordination sind so noch einmal verändert.

Eine leichte Drehung des Oberkörpers, sowohl nach links wie auch nach rechts, kann weitere Muskelanteile aktivieren und dehnen.

Der stolze Hahn auf dem Stuhl

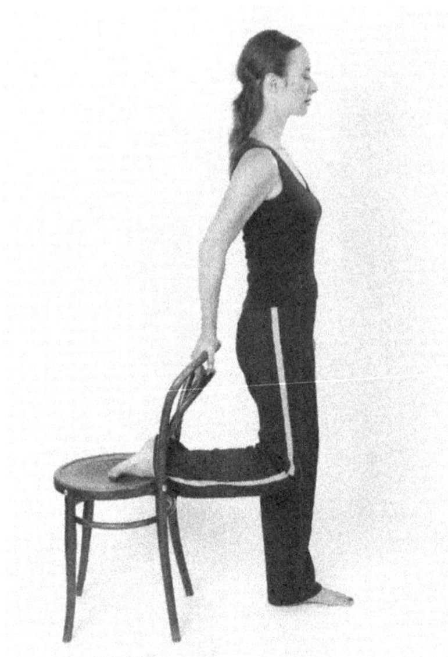

Eine abgewandelte Form des *Stolzen Hahns* ist der *Stolze Hahn auf dem Stuhl.* Diese Übung können auch all jene machen, denen eine Dehnung des Spielbeins über die eigene Hand zu groß ist.

Das Besondere an dieser Übung ist, dass nun die Kraft, die das Spielbein entfaltet, nicht von der eigenen Hand gehalten wird, sondern über den Stuhl (die Umgebung) aufgenommen wird. Dadurch verändert sich die Gesamtstatik dieser Übung.

Neigen Sie Ihren Oberkörper so weit nach hinten, dass Sie eine deutliche Dehnung verspüren. So kommt es zu einem feinen, federnden Wechselspiel zwischen Aufdehnung und Gegendruck des Spielbeins. Achten Sie aufmerksam auf dieses Spiel der Kräfte.

Wenn Sie sich sicher fühlen, können Sie diese Übung auch einmal mit geschlossenen Augen versuchen. Das Spiel der Kräfte, die Anforderung an das eigene Gleichgewicht und der Halt des Stuhls treten so deutlicher hervor.

Achten Sie auch hier darauf, dass Sie die Schultern locker lassen. Schultern und Oberarme sollten eher nach hinten fallen. So bleibt der Schulter-/Nackenbereich entspannt.

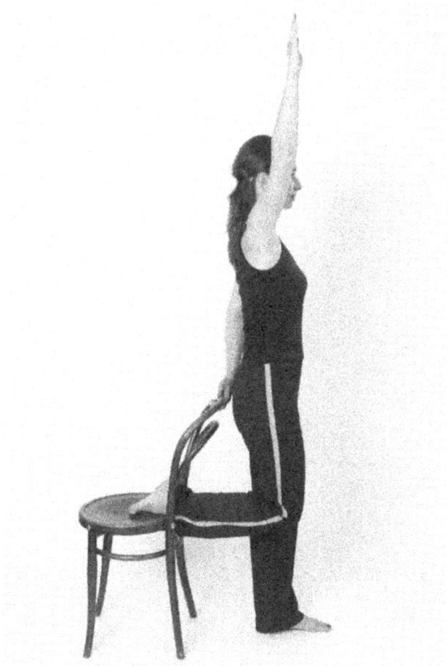

Strecken Sie nun abwechselnd den Arm der Standbeinseite und der Spielbeinseite nach oben.

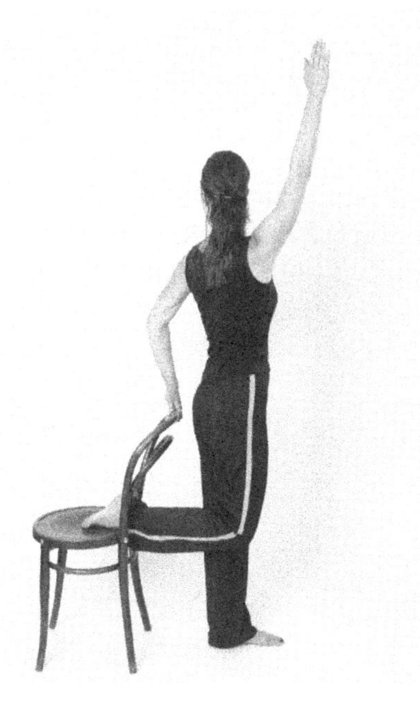

Führen Sie auch diese Übung asymmetrisch, das heißt über Kreuz aus. Eine leichte Drehung des Oberkörpers, sowohl nach links wie auch nach rechts, kann weitere Muskel- und Faszienanteile aktivieren und dehnen.

Der Sprung

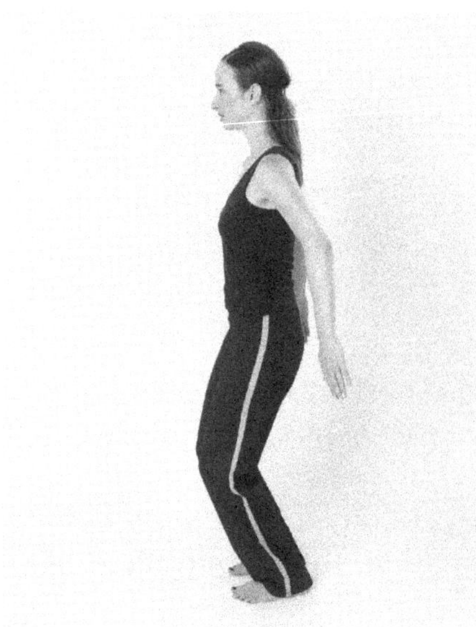

Diese Übung beginnt mit einem sehr dynamischen, schnellen Teil. Schwingen Sie im Stehen beide Arme seitlich nach hinten. Gehen Sie dabei leicht in die Knie. Schwingen Sie die Arme sodann nach vorne.

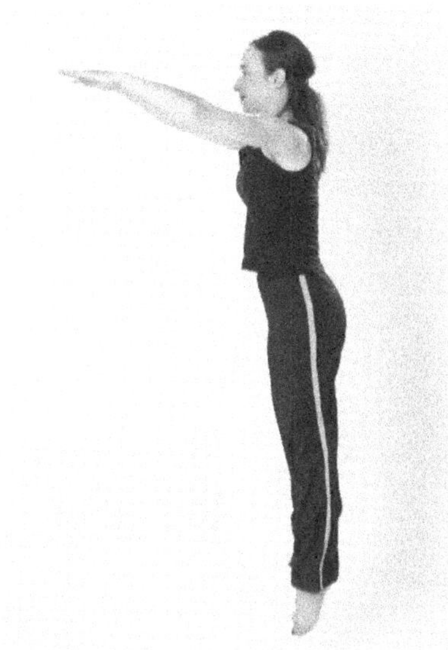

Lassen Sie sich vom Schwung der Arme gleichsam mitnehmen und springen Sie leicht vom Boden ab. (Je nach Stockhöhe Ihrer Räume können Sie auch stärker und höher springen.)

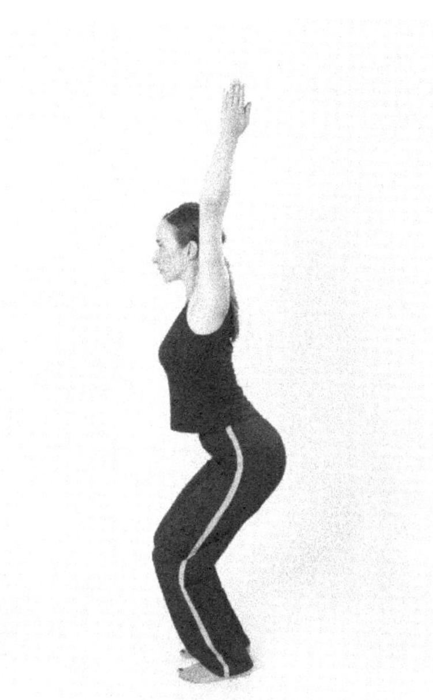

Halten Sie beim Landen die Arme oben. Fangen Sie die Energie des Sprungs dadurch ab, dass Sie deutlich in die Knie gehen. Der Brustkorb öffnet sich dabei und weitet sich. Schultern und Oberarme sollten eher nach hinten fallen. So bleibt der Schulter-/Nackenbereich entspannt.

Lassen Sie sodann die Arme wieder fallen und setzen Sie zu einem weiteren Absprung an. Wiederholen Sie diese Abfolge drei- bis viermal.

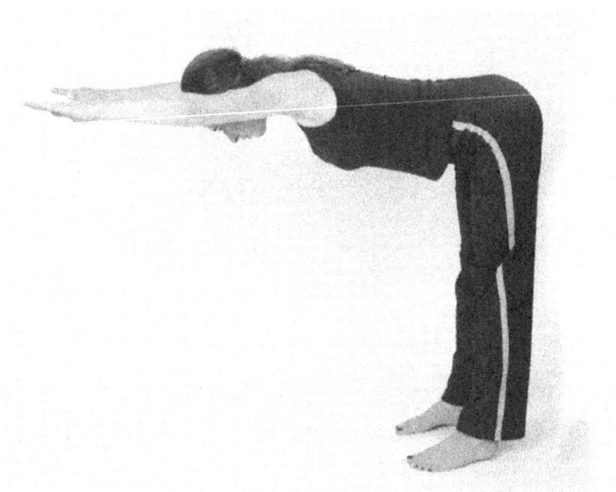

Nach dem letzten Sprung: Strecken Sie langsam Ihre Knie und beugen Sie sich gleichzeitig mit geradem Oberkörper nach vorne. Sie spüren dabei eine deutliche Dehnung in den Beinrückseiten.

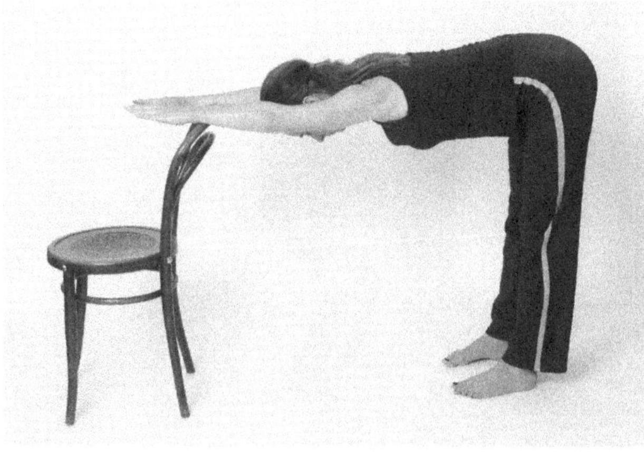

Diese Übungsposition können Sie zeitlich ausdehnen, wenn Sie in der passenden Entfernung einen Stuhl bereithalten, auf den Sie nun Ihre Oberarme ablegen können. (Vgl. die Übung *Der Rückentisch.*)

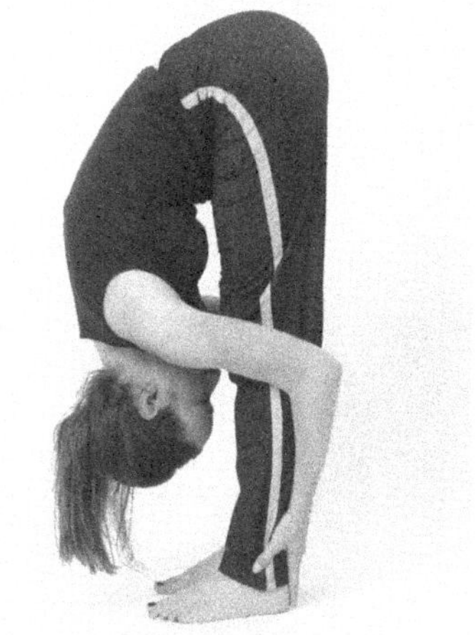

Neigen Sie Ihren Oberkörper nun so weit wie möglich (wenn möglich vollständig) nach vorne. Achten Sie dabei darauf, dass der Schulter-/Nackenbereich entspannt bleibt. Halten Sie diese Stellung leicht federnd für drei bis vier Atemzüge.

Wichtig: Diese dynamische Sprungübung wird durch eine Position beendet, in der Sie quasi auf dem Kopf stehen. Achten Sie besonders darauf, ob Ihnen eventuell schwindelig wird oder Sie einen unangenehmen Druck im Kopf verspüren.

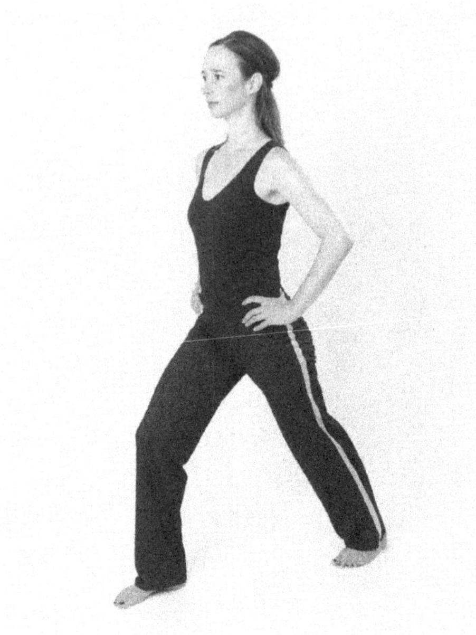

Nehmen Sie eine stabile Ausgangsstellung im Stehen ein. Machen Sie nun einen großen Schritt nach vorn. Gehen Sie mit dem Vorderbein leicht in die Knie. Die Schrittlänge und die Kniebeugung Ihres vorderen Beines sollen so groß sein, dass Sie in der Hüfte des hinteren Beines eine deutliche Dehnung verspüren.

Hängen Sie sich gleichsam in diese Schrittstellung hinein. Die Hände können Sie an den Hüften abstützen.

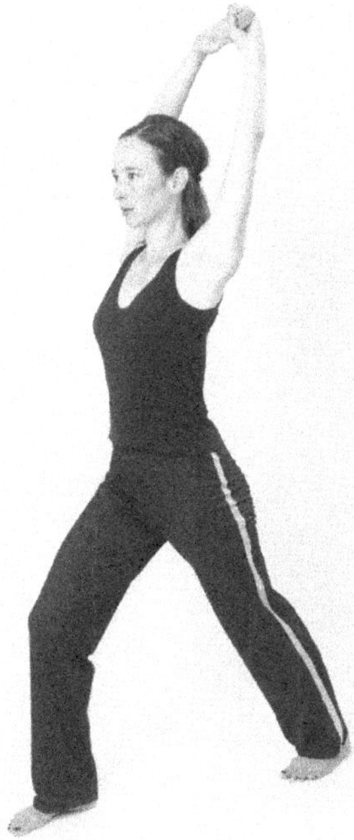

Strecken Sie nun die Arme nach oben. Die Handinnenflächen zeigen dabei nach vorne; die Daumen sind aufeinander zu gerichtet. Legen Sie in dieser Haltung die Hände aufeinander; eine Hand hält den Rücken der anderen Hand.

Die Ellbogen sollten bei dieser Übung nicht nach vorne ausweichen. So erreichen Sie eine Haltung und Grundspannung, die Ihren Brustkorb weitet.

Achten Sie darauf, dass Sie die Schultern locker lassen. Schultern und Oberarme sollten eher nach hinten fallen. So bleibt der Schulter-/Nackenbereich entspannt. Der Blick richtet sich nach vorne.

Wenn Sie nun den Oberkörper leicht federnd nach hinten neigen und auch die Arme noch ein Stück weiter nach hinten bewegen, erreichen Sie eine Aufdehnung der gesamten vorderen Seite Ihres Körpers. Diese wird spürbar über den Brustkorb, den Bauch und Unterbauch bis hin in die Leiste und den Oberschenkel auf der Seite des hinteren Beines.

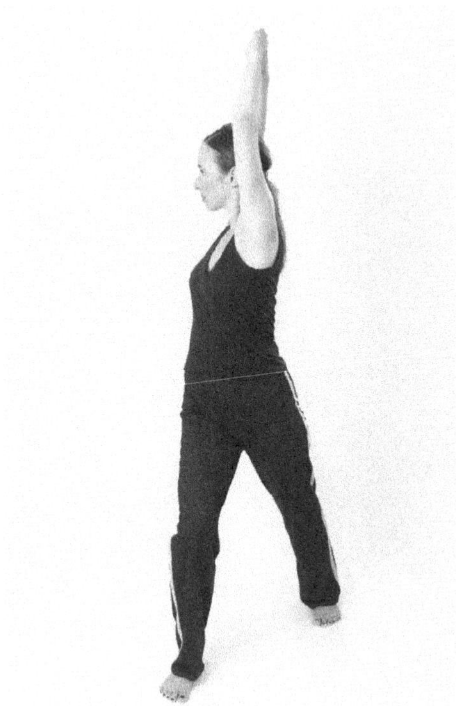

Wenn Sie sich nun leicht zur Seite des vorderen Beines drehen, können Sie die Aufdehnung in allen vorderen Körperbereichen noch einmal anders betonen.

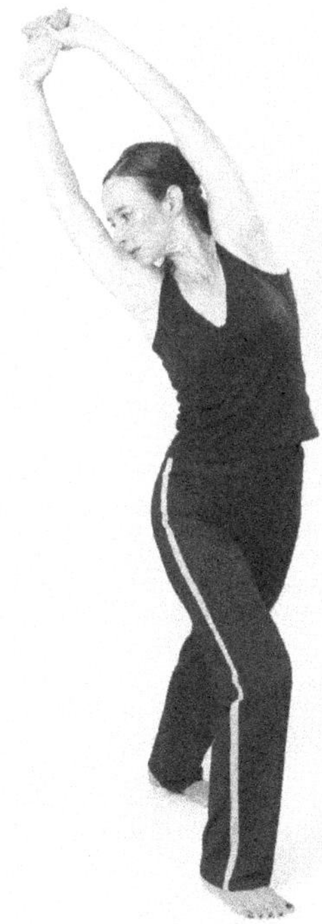

Auch eine leichte Seitneigung (ebenfalls zur Seite des vorderen Beines) hebt die Aufdehnung noch einmal anders hervor.

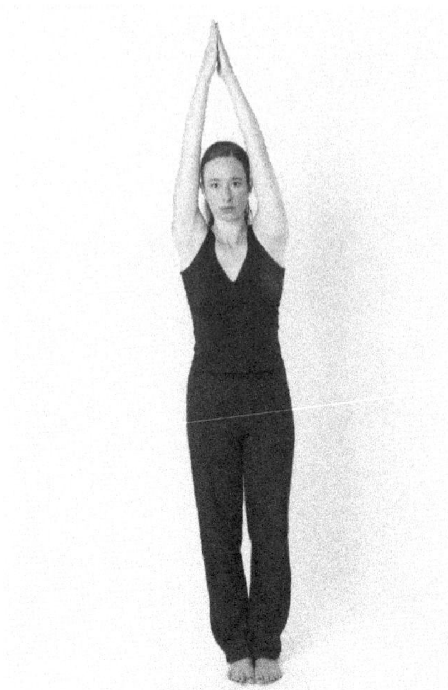

Richten Sie zum Abschluss der Übung den Oberkörper und den Blick wieder nach vorne. Setzen Sie nun mit leichtem Schwung das vordere Bein wieder neben dem hinteren Bein ab. Stellen Sie dann die Füße zusammen. Legen Sie die Handinnenflächen aufeinander.

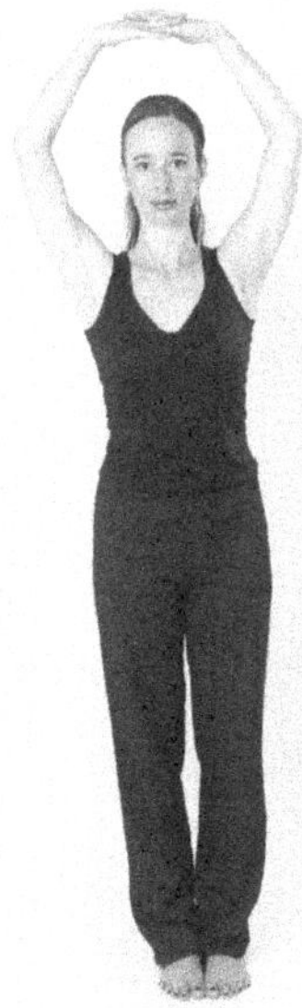

Lassen Sie nun die beiden Daumen unter den Händen hindurch nach vorne wandern. Die Finger der beiden Hände greifen dann ineinander; die Handinnenflächen zeigen nach oben.

Verändern Sie nun die Höhe der Hände; beobachten Sie dabei, wie sich Ihr Schulterbereich und Ihr Brustbereich verändern. Achten Sie darauf, dass Sie Ihre Schultern und den Nacken nicht verspannen.

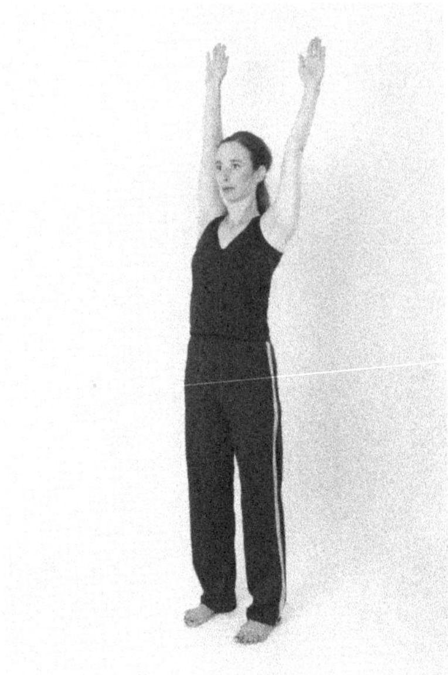

Nehmen Sie eine stabile Ausgangsstellung im Stehen ein. Die Knie sollten dabei leicht gebeugt sein. Schieben Sie das Becken leicht nach vorne oben; kneifen Sie die Pobacken zusammen.

Lehnen Sie sich nun mit dem Oberkörper langsam und vorsichtig nach hinten.

Achten Sie bei dieser Übung darauf, dass Sie das Gleichgewicht nicht verlieren. Lehnen Sie sich nur so weit nach hinten, wie es für Sie wirklich sicher und noch nicht unangenehm ist. (Werden Sie nicht starr!)

Halten Sie diese Stellung für einige Atemzüge. Bauchmuskeln und Hüftbeuger sind so in ihrer ganzen Länge aktiv; sie halten das Körpergewicht gegen die Schwerkraft.

Legen Sie den Kopf in den Nacken und führen Sie dabei das Kinn gleichzeitig in Richtung Brustbein (Doppelkinn). Führen Sie nun Ihre gestreckten Arme neben dem Kopf in Richtung Decke. Drehen Sie dabei die Daumen zur Mitte und die Arme nach außen, sodass sich der Brustkorb öffnet. In der Vorstellung kann eine Sonne aus dem Brustbein strahlen.

Achten Sie bei dieser Übung darauf, dass Sie die Schultern locker lassen. Schultern und Oberarme sollten eher nach hinten fallen. So bleibt der Schulter-/Nackenbereich entspannt.

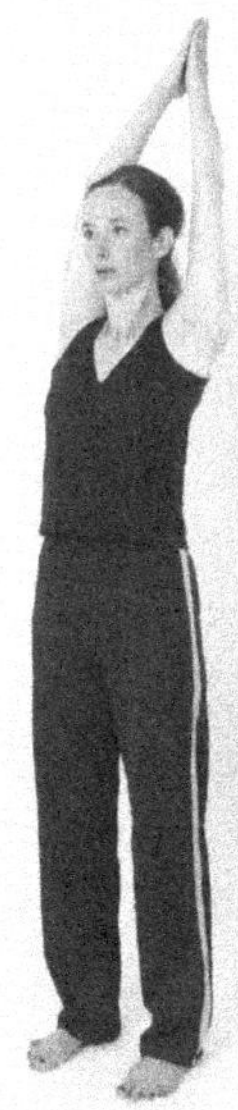

Bei dieser Übung können Sie die Hände auch zusammenlegen. Die Art der Körperdehnung verschiebt sich dadurch etwas.

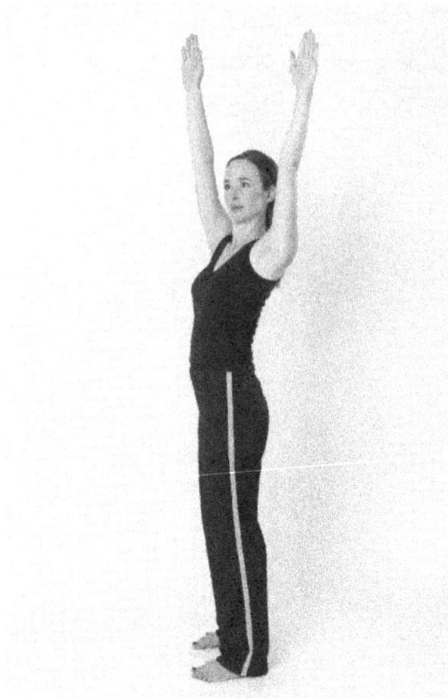

Durch spielerisches Drehen des Oberkörpers nach links und rechts können Sie zusätzlich die schrägen Bauchmuskeln aktivieren.

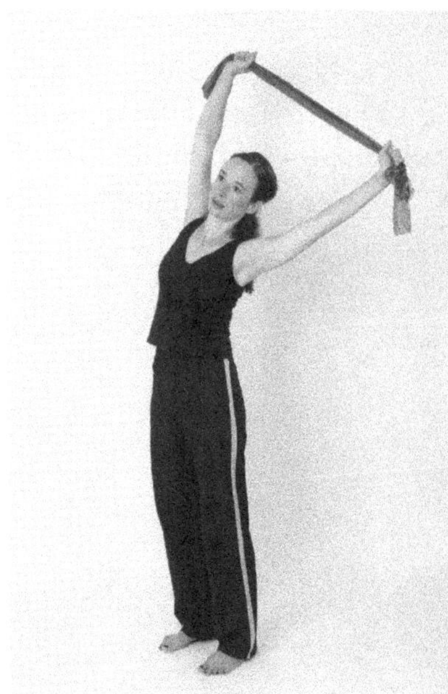

Sie können den Sonnengruß auch mit einem Band (oder einem Gürtel) ausführen. Dabei sollte das Band in einer Länge gehalten werden, die eine spürbare Dehnung der Arme und des seitlichen Brustkorbs fördert. (Vgl. die Übung *Das Band tanzt.*)

Probieren Sie verschiedene Bandlängen und Positionen aus; achten Sie dabei auf die Dehnungen in Ihrem Körper.

Achten Sie darauf, dass Sie sich aus dieser Übung langsam und vorsichtig wieder herausbewegen. Gehen Sie dafür leicht in die Knie und nehmen Sie zuerst Ihre Arme herunter. Richten Sie Ihren Oberkörper dann wieder auf. Bleiben Sie noch für einige Atemzüge in der stabilen Stellung.

Das Band tanzt

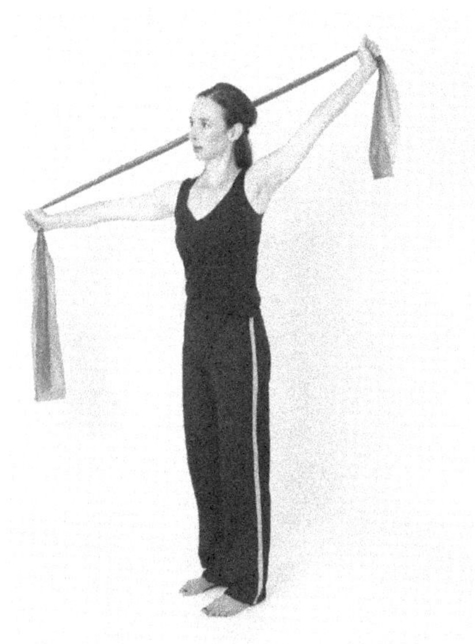

Für die folgende Übung benötigen Sie ein langes dickes Band. Besser und flexibler ist ein sogenanntes *Thera-Band*; ein solches Band ist elastisch (wie ein großes Gummiband), und Sie können diese Übung geschmeidiger durchführen.

Halten Sie das Band in einem Abstand, der etwas geringer ist als Ihre Spannweite (der Abstand Ihrer beiden Hände bei waagerecht ausgestreckten Armen). Greifen Sie das Band fest mit beiden

Händen und halten Sie es hoch. Geben Sie etwas Zug auf das Band. Nehmen Sie dafür eine stabile Ausgangsstellung im Stehen ein.

Führen Sie das Band so über und leicht hinter den Kopf. Achten Sie darauf, dass die Schultern und der Nacken nicht verspannen.

Führen Sie nun die rechte Hand etwas nach unten; geben Sie rechts gleichsam etwas mehr Gewicht. So wird der linke ausgestreckte Arm über das Band nach oben gezogen.

Im linken Achsel- und Brustbereich kommt es zu einer spürbaren Aufdehnung. Halten Sie diese Stellung für vier bis sechs Atemzüge.

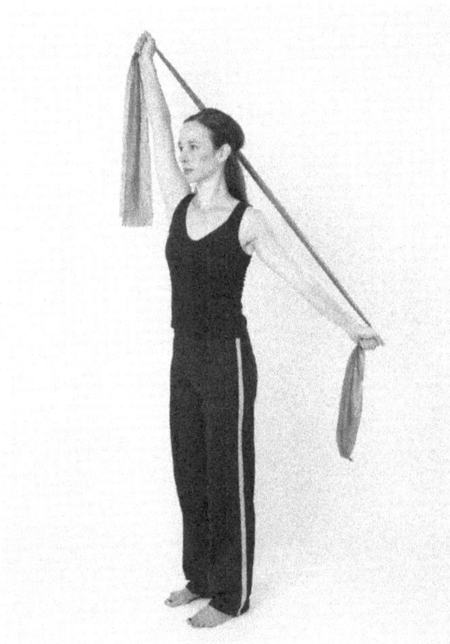

Führen Sie nun die linke Hand nach unten (geben Sie dort Gewicht) lassen Sie den rechten Arm-, Achsel- und Brustbereich aufdehnen.

Wechseln (schaukeln) Sie zwischen links und rechts vier- bis sechsmal hin und her.

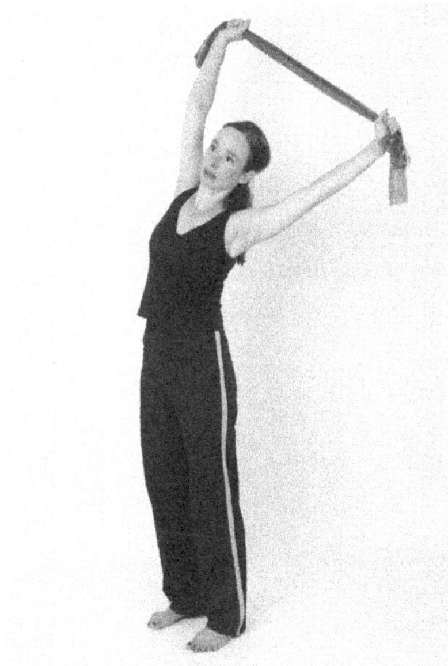

Gehen Sie sodann wieder in eine symmetrische, spiegelgleiche Armhaltung. Neigen Sie so den Oberkörper nach links, nach rechts und leicht nach hinten. (Vgl. die Übung *Der Sonnengruß*.)

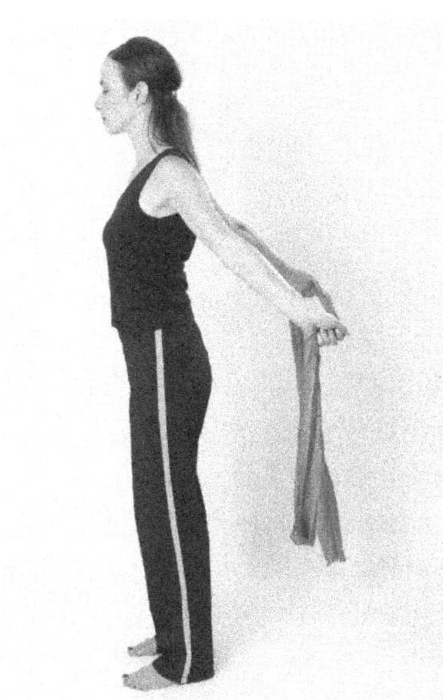

Führen Sie die Hände nun ganz nach hinten. Achten Sie dabei besonders auf den Schulter- und Nackenbereich. Die Halswirbelsäule bleibt in gerader Fortsetzung des Rückens. Die Schultern sollten eher nach hinten fallen. So bleibt der Schulter-/Nackenbereich entspannt.

»Dehnen« Sie nun mit leichter Kraft das Band. Spannen Sie das Band für vier bis sechs Atemzüge. Der Brustbereich wird dabei deutlich aktiviert und aufgedehnt.

Den Rücken dehnen

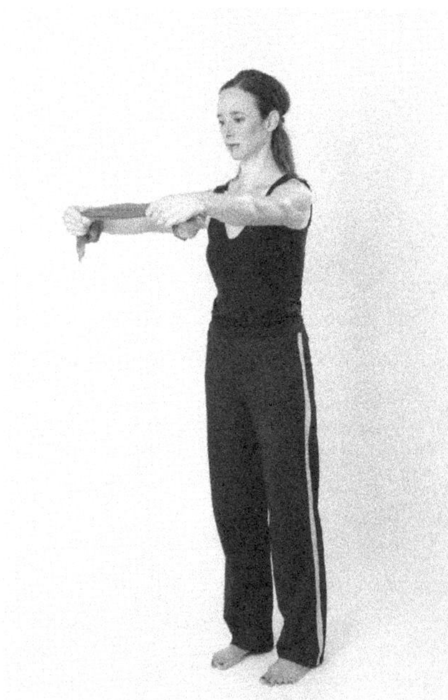

Auch für diese Übung benötigen Sie das Thera-Band.

Diese Übung können Sie auch im Sitzen durchführen.

Halten Sie das Band mit knapp schulterbreitem Abstand. Ziehen Sie das Band nun leicht auseinander; ein elastisches Band wird sich dabei dehnen. Die Daumen der beiden Hände sollten dabei nach oben zeigen (nicht nach innen).

In dieser Übung sind die Bereiche der Schultern und des Nackens aufgedehnt und zugleich aktiviert.

Schultern und Oberarme sollten bei dieser Übung eher nach hinten fallen. Der Kopf ist leicht nach vorne geneigt. So bleibt der Schulter-/Nackenbereich entspannt.

Zugleich öffnet und weitet sich der Brustkorb. (Sie können diese Übung auch ohne Band, mit ineinandergefalteten Händen durchführen; dann müssen Sie jedoch besonders darauf achten, dass sich der Brustkorb nicht verengt.)

Halten Sie die Spannung und bewegen Sie gleichzeitig beide Hände nach links. Dadurch können Sie die Aufdehnung und Aktivierung in der rechten Schulter noch einmal anders betonen. Wechseln Sie vier- bis sechsmal abwechselnd nach links und nach rechts; halten Sie diese jeweilige Stellung für drei bis vier Atemzüge.

Der Seitenbogen

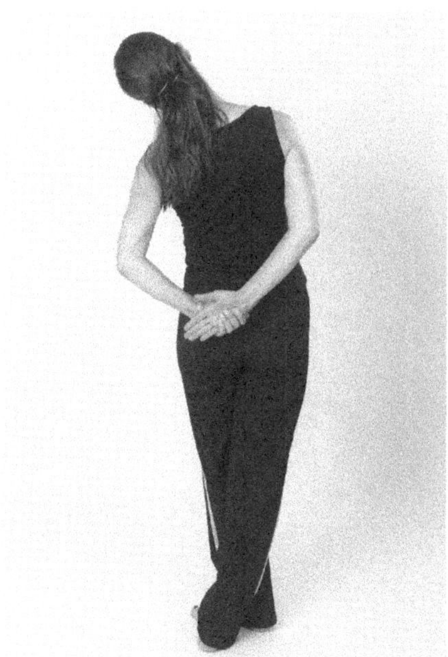

Nehmen Sie eine stabile Ausgangsstellung im Stehen ein. Verlagern Sie nun Ihr Körpergewicht auf das linke Bein. Stellen Sie den rechten Fuß links hinter dem linken Fuß ab.

Nehmen Sie nun die linke Hand nach hinten. Legen Sie die rechte Hand in der linken ab; beide Daumen zeigen dabei nach oben. Geben Sie mit Ihrer rechten Handkante leichten Druck in Ihre linke Hand.

Die Schultern sollten dabei eher nach hinten fallen. Der Kopf ist leicht nach vorne geneigt. So bleibt der Schulter-/Nackenbereich aufgedehnt.

Neigen Sie nun den Kopf und den Oberkörper leicht nach links. So spannen und aktivieren Sie einen Bogen auf Ihrer gesamten rechten Körperseite.

Wenn Sie den rechten Fuß noch etwas weiter nach links verschieben, können Sie diesen Bogen noch etwas deutlicher betonen.

Halten Sie diesen Spannungsbogen für vier bis sechs Atemzüge. Wechseln Sie zwischen den Übungsseiten drei- bis viermal hin und her. Gehen Sie zwischen jedem Wechsel jeweils für zwei bis drei Atemzüge in die Ausgangsstellung.

Das Knie halten

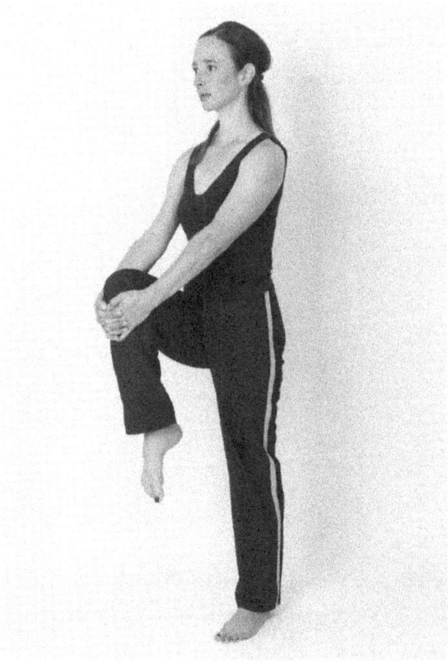

Nehmen Sie eine stabile Ausgangsstellung im Stehen ein. Heben Sie ein Bein an und halten Sie es mit beiden Händen am gebeugten Knie. Halten Sie dabei den Rücken und die Halswirbelsäule aufrecht.

Drücken Sie nun das Knie des Spielbeins leicht in Ihre Hände. Dabei entfaltet sich ein leichtes, federndes Ziehen in den Schultern.

Lassen Sie das Spielbein wieder locker; ziehen Sie nun mit Ihren beiden Händen das gebeugte Knie des Spielbeins leicht gegen sich. Achten Sie dabei darauf, dass Sie die Schultern locker lassen. Öffnen Sie bei dieser Aktivierung Ihren Brustkorb. Hilfreich ist dabei die Vorstellung von einer Sonne, die aus dem Brustbein strahlt. Dadurch weitet und öffnet sich der gesamte Bereich des Brustkorbs.

Wechseln Sie zwischen diesen beiden Arten der Aktivierung (Druck des Spielbeins gegen die Hände; Zug der Hände am Knie des Spielbeins) hin und her. Halten Sie eine Stellung für jeweils vier bis sechs Atemzüge.

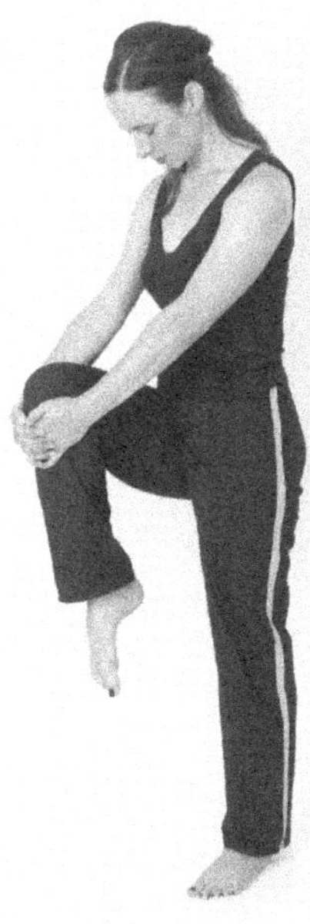

Wenn Sie bei dieser Übung den Kopf leicht nach vorne beugen, erreichen Sie eine weitere Dehnung Ihrer Schulter- und Nackenmuskulatur.

Das Kreuz neigt sich

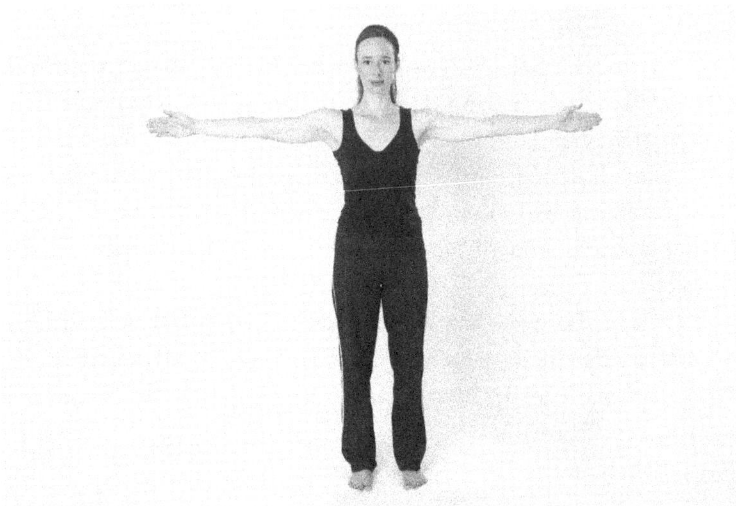

Nehmen Sie eine stabile Ausgangsstellung im Stehen ein. Die Beine sollten dabei knapp hüftbreit auseinander stehen. Heben Sie nun Ihre Arme an. Die Daumen zeigen dabei nach oben, die Handflächen nach vorne. So öffnet sich der Bereich des Brustkorbs.

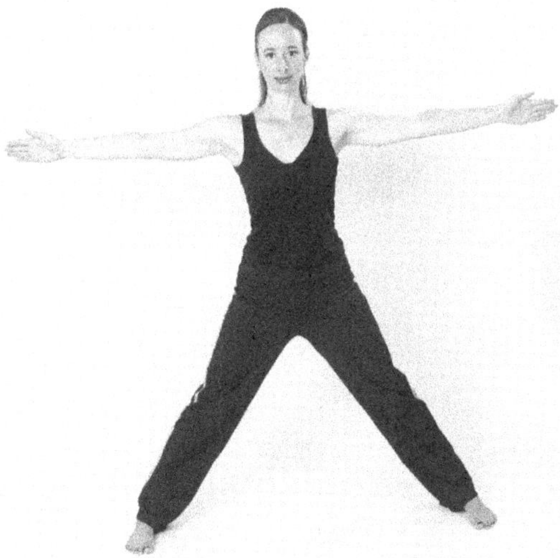

Machen Sie nun mit einem Bein einen leichten Ausfallschritt zur Seite. Sie sollten dabei noch sicher stehen und keine (oder nur eine sehr leichte) Spannung in den Beinen und in der Hüfte empfinden.

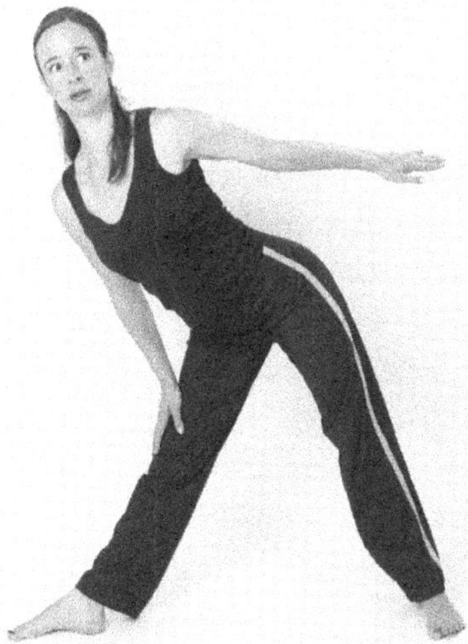

Drehen Sie nun Ihren rechten Fuß mit den Zehen nach außen. Führen Sie Ihre rechte Hand zum rechten Knie. Der Oberkörper neigt sich dabei ebenfalls zur Seite. Richten Sie dabei aber Ihren Brustkorb und Ihr Gesicht weiterhin so weit wie möglich nach vorne.

Halten Sie diese Stellung für einige Atemzüge. So erreichen Sie eine Dehnung und Aktivierung vor allem der Innenmuskeln (der Adduktoren) Ihres rechten Beins.

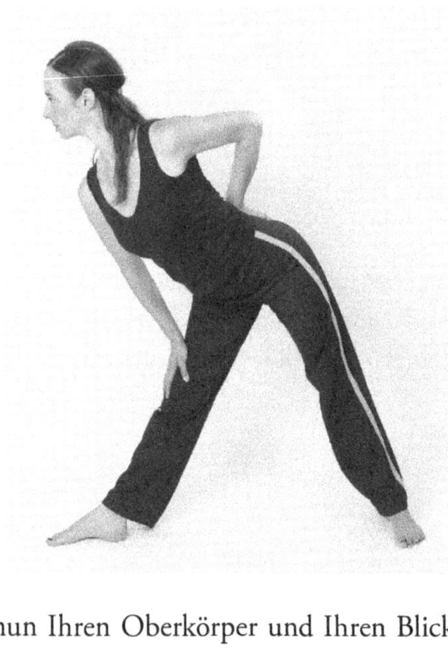

Wenden Sie nun Ihren Oberkörper und Ihren Blick ebenfalls zur Seite, in Richtung des rechten Beins. In der Drehung werden Sie spüren, wie sich die Dehnungsverhältnisse in Ihrem rechten Bein verschieben. Ihre linke Hand können Sie auf der linken Hüfte ablegen. Achten Sie darauf, dass Sie den Brustkorb offen und die Schultern locker unten halten.

Durch leichtes Federn, Veränderungen der Schrittweite und der Neigung des Oberkörpers kann diese Übung in ihrer Intensität variiert werden.

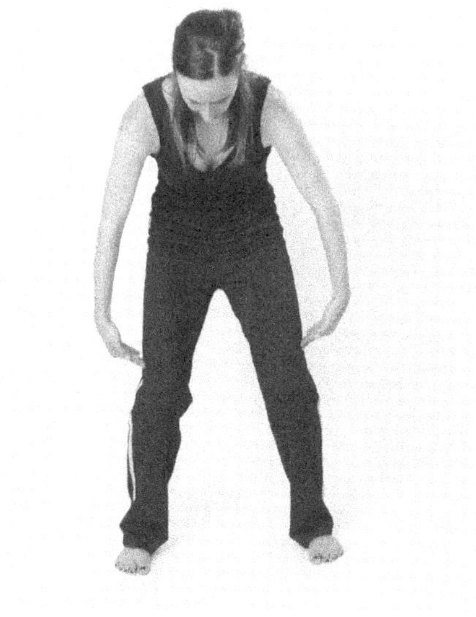

Bei der folgenden Übung wandern Sie mit Ihren Fingern zunächst an der Außenseite Ihrer Beine entlang.

Dies ist ein Bereich beziehungsweise eine Körperlinie, die insbesondere bei mentaler und seelischer Anspannung, im Stress und Zorn, bei zu viel Koffein usw. gereizt und empfindlich ist. In der traditionellen chinesischen Medizin (TCM) wird diese Linie als *Gallenblasenmeridian* beschrieben.

Nehmen Sie eine stabile Ausgangsstellung im Stehen ein. Die Beine sollten etwas mehr als hüftbreit auseinander stehen.

Setzen Sie nun Ihre Fingerspitzen an die Außenseiten der Beine, leicht oberhalb der Knie. Gehen Sie dafür leicht in die Knie. Wenn Sie die Finger so abstützen, erfahren die Beine seitlich allein schon durch das Eigengewicht der Arme einen gewissen Fingerdruck. Sie können diesen Druck zusätzlich noch leicht verstärken.

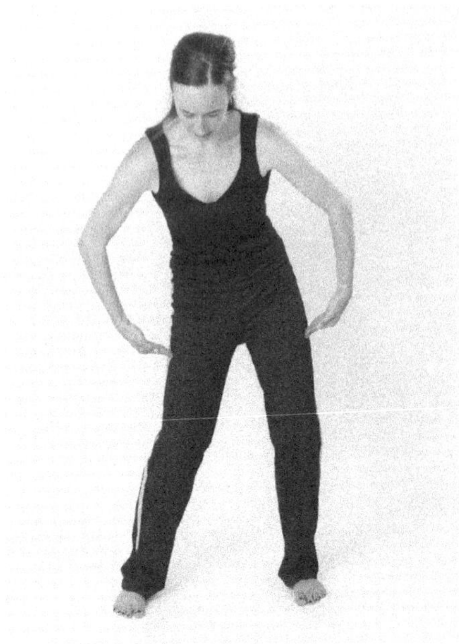

Wandern Sie mit Ihren Fingern an den Außenseiten Ihrer Beine Stück für Stück nach oben. Schaukeln Sie dabei mit Ihrer Hüfte leicht nach links und rechts. Sie werden dann den Fingerdruck besser und deutlicher spüren und bemerken, wie sich die Muskulatur unter Ihren Fingern bewegt.

Manche Stellen werden sich anders anfühlen als andere. Manche Bereiche sind schmerzhaft, vielleicht brennend, andere nicht.

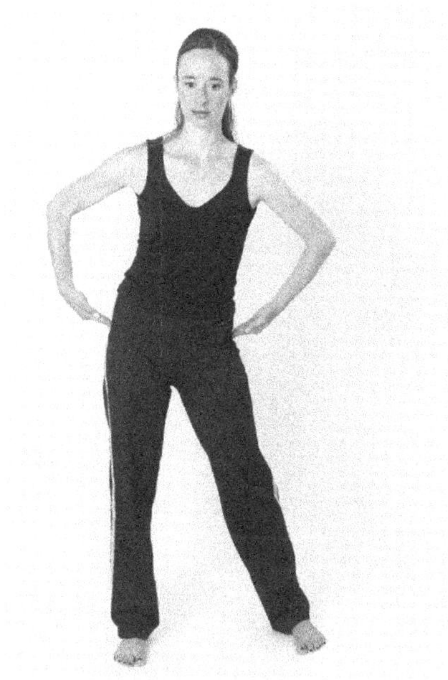

Wandern Sie weiter über die Hüftgelenke und die Beckenknochen.

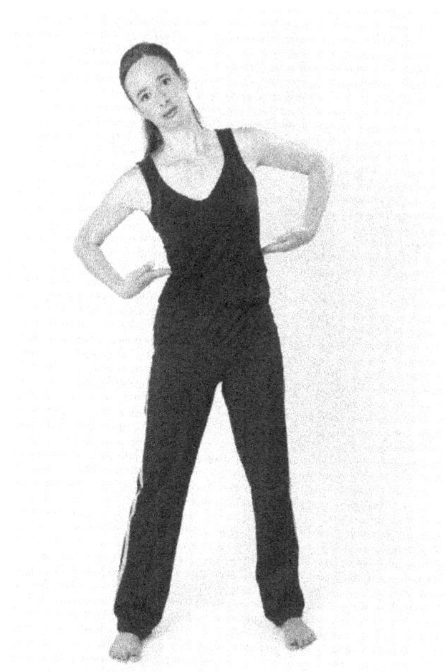

Wandern Sie weiter über die Taille und die seitlichen Rippenbögen. Achten Sie nun darauf, dass Sie die Ellbogen hinten halten; die Schultern und der Nacken bleiben entspannt.

Gehen Sie von der Schaukelbewegung der Hüfte über in eine seitliche Schaukelbewegung des Oberkörpers.

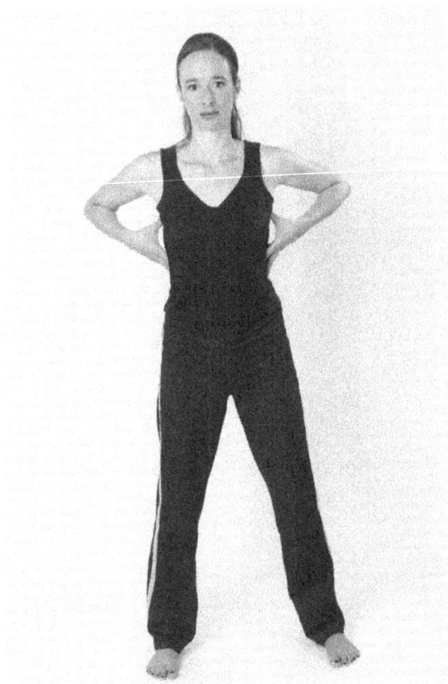

Wenn Sie in die Höhe des seitlichen Brustkorbs kommen, beginnen Sie, Ihre Finger zu spreizen. Der Daumen ist an der höheren Stelle. Der Brustkorb ist geöffnet. Wandern Sie so bis unter die Achseln. Auch hier werden Sie schmerzhaften Stellen begegnen.

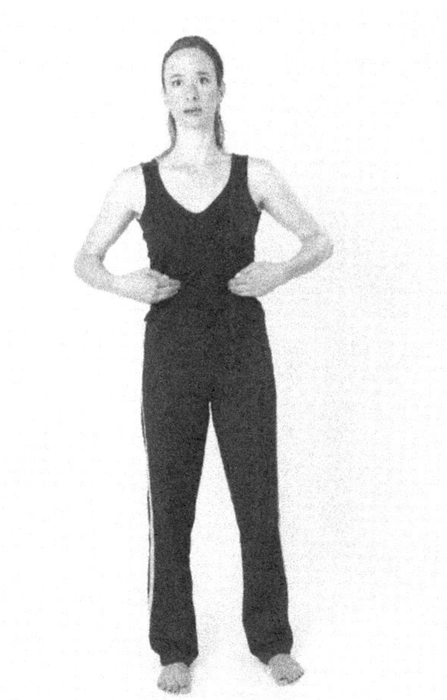

Wechseln Sie nun mit den Händen auf den Bauch. Legen Sie die Fingerspitzen auf den Bereich, an dem die Rippen beginnen, an den sogenannten Rippenbogen.

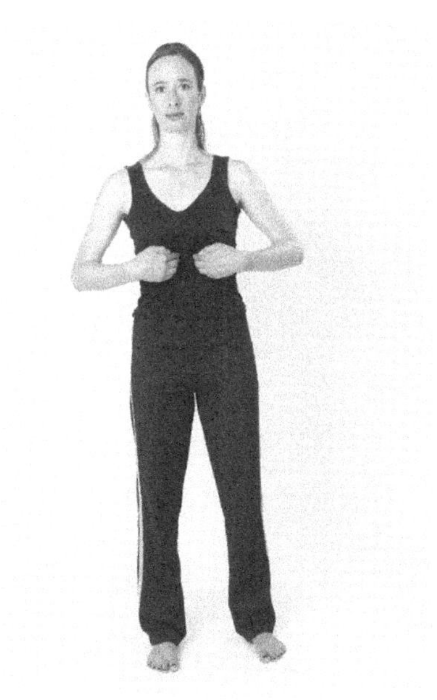

Wandern Sie nun mit leichtem Fingerdruck am Rippenbogen entlang. Auch hier können Sie mit dem Oberkörper leicht nach links und rechts schaukeln. Verweilen Sie an schmerzhaften Stellen.

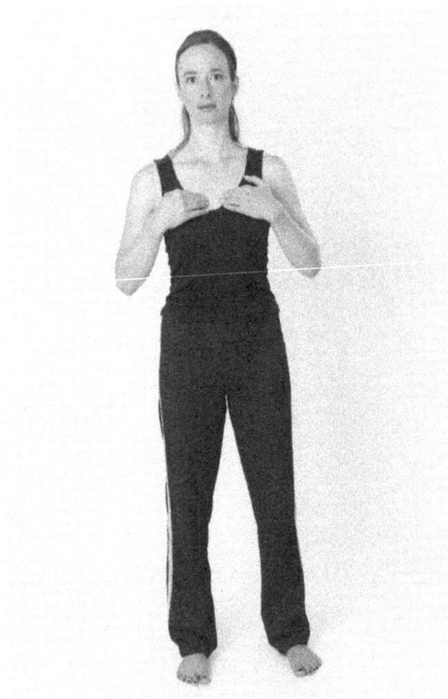

Wandern Sie mit Ihren Fingern weiter nach oben, über das Brustbein in Richtung Schlüsselbein.

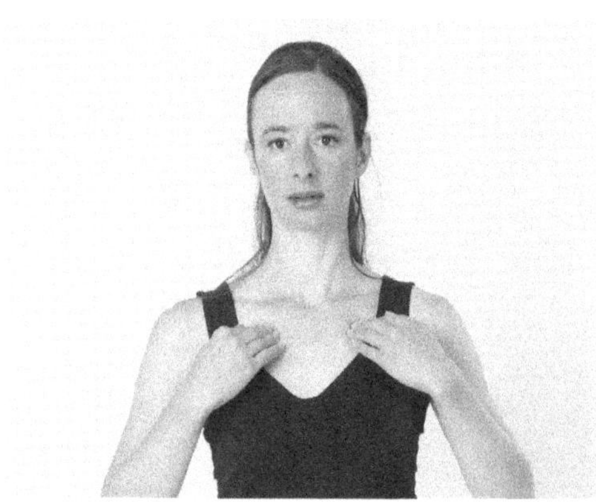

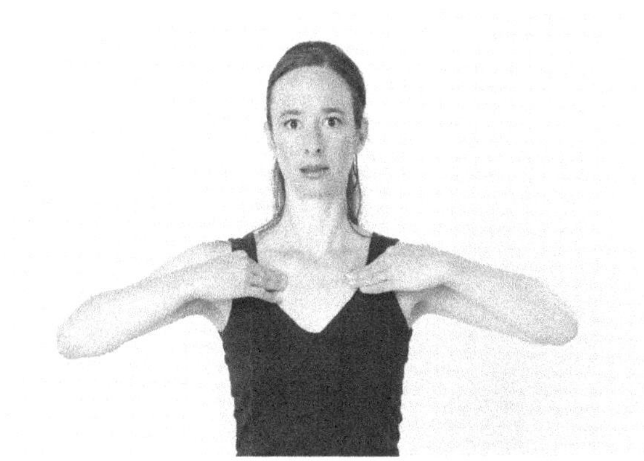

Heben und senken Sie abwechselnd Ihre Arme und Ellbogen, wenn Sie im Bereich unter den Schlüsselbeinen angelangt sind. So können Sie Ihren Fingerdruck noch einmal anders betonen.

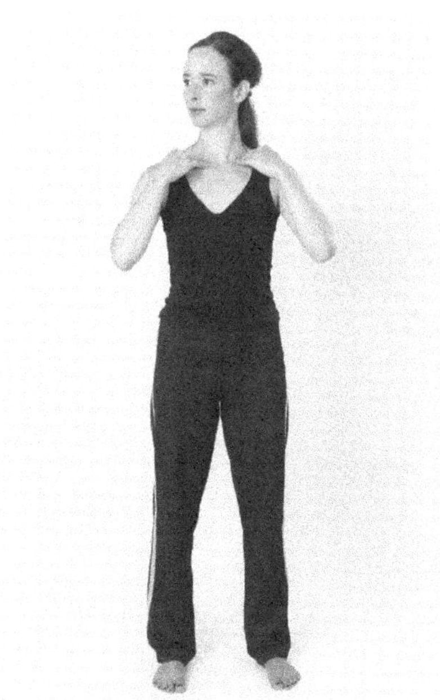

Wandern Sie über die Schlüsselbeine hinweg weiter nach oben. Wandern Sie mit sanftem Fingerdruck oberhalb der Schlüsselbeine langsam nach außen.

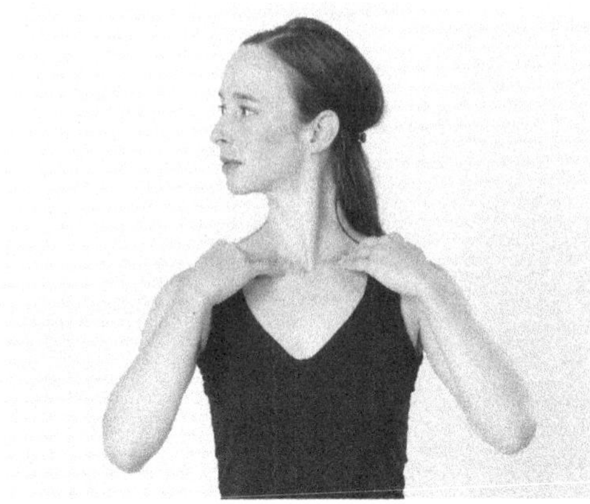

Wenden Sie dabei den Kopf abwechselnd nach links und nach rechts. Die Muskulatur, die den Kopf dreht, kommt dabei Ihren Fingern entgegen. Achten Sie weiter darauf, dass die Schultern und der Nacken entspannt bleiben.

Der Arm schwenkt aus

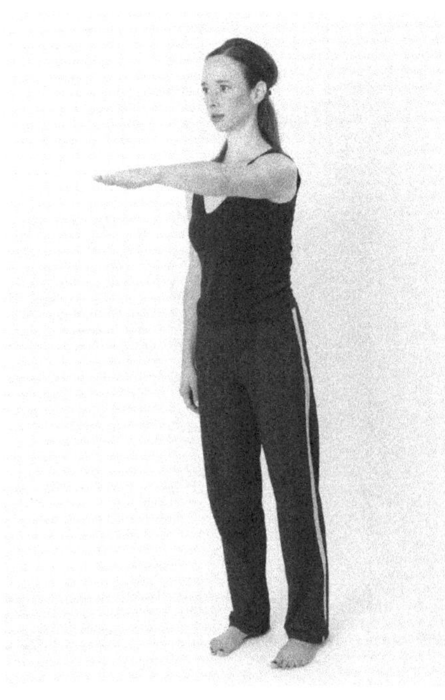

Nehmen Sie eine stabile Ausgangsstellung im Stehen ein. Die Beine sollten dabei hüftbreit auseinander stehen. Heben Sie nun Ihren linken Arm an und halten Sie ihn in waagerechter Stellung. Arm und Finger zeigen nach vorne (Anfangsstellung).

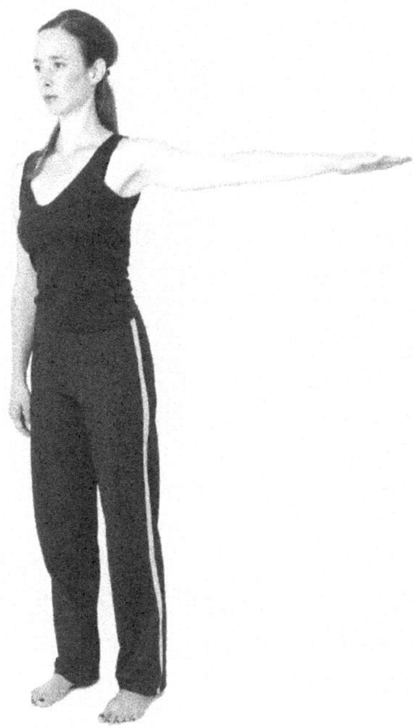

Schwenken Sie nun den gestreckten Arm so weit federnd nach außen, dass Sie eine deutliche Aufdehnung im oberen Brustbereich verspüren. Halten Sie diese Stellung für zwei bis drei Atemzüge.

Achten Sie darauf, dass Sie die Schultern locker lassen; sie sollten eher nach hinten und unten fallen. So bleibt der Schulter-/Nackenbereich entspannt.

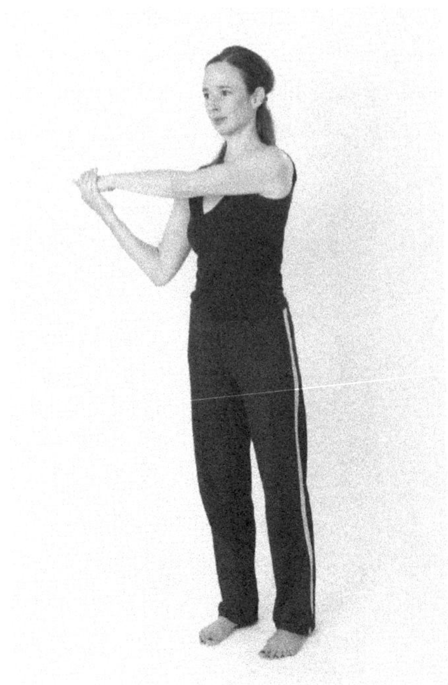

Schwingen Sie nun Ihren linken ausgestreckten Arm zurück in Richtung Ihrer rechten Schulter. Beugen Sie den linken Ellbogen leicht an und fassen Sie mit der rechten die linke Hand.

Achten Sie dabei darauf, dass der Brustkorb offen bleibt.

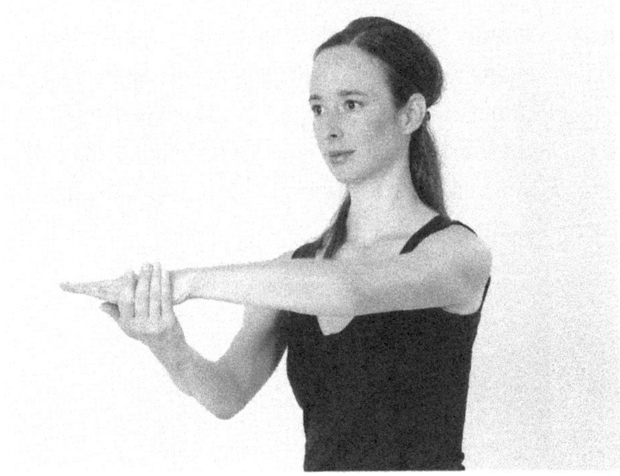

Bewegen Sie nun den linken Arm und die linke Hand gegen den Widerstand der rechten Hand zurück in Richtung Ausgangsstellung.

Bewegungskraft (hier des linken Arms) und Haltekraft (hier der Widerstand der rechten Hand) können Sie in ein dynamisches Wechselspiel überführen. Testen Sie dabei verschiedene Positionen (mal eher auf die Seite der einen Kraft, mal eher auf die Seite der anderen). Verändern Sie zudem die Beugung des linken Ellbogens.

Mit dem Spielarm (hier dem linken Arm) können Sie zudem die waagerechte Ebene verlassen. Richten Sie die Bewegungskraft abwechselnd nach oben und nach unten.

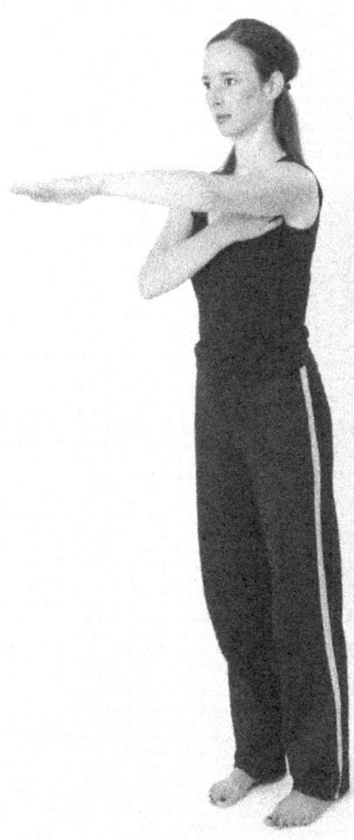

Führen Sie den linken Arm nun zurück in seine Ausgangsstellung. Führen Sie Ihre rechte Hand zur linken Achselhöhle und tasten Sie sich mit den Fingerspitzen hinein.

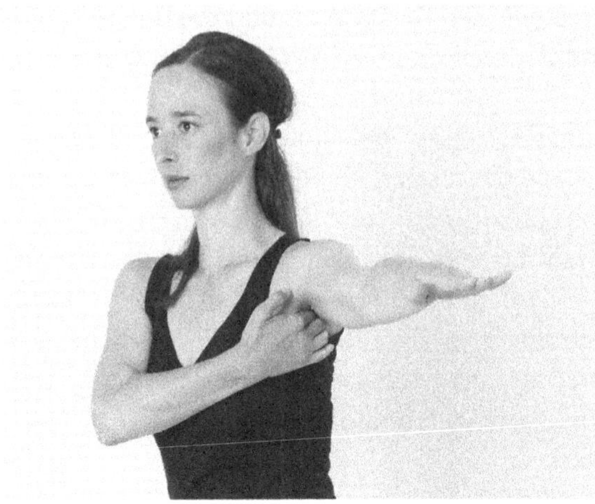

Die Druckrichtung und Druckstärke Ihrer rechten Finger können Sie mit verschiedenen Bewegungen des linken Arms kombinieren.

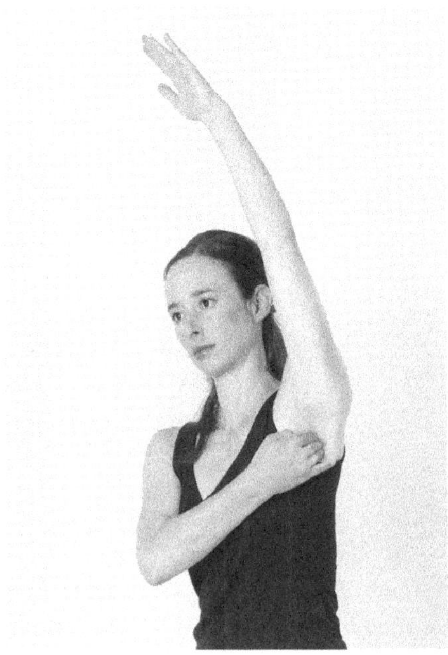

Strecken Sie den Spielarm dabei auch ganz nach oben.

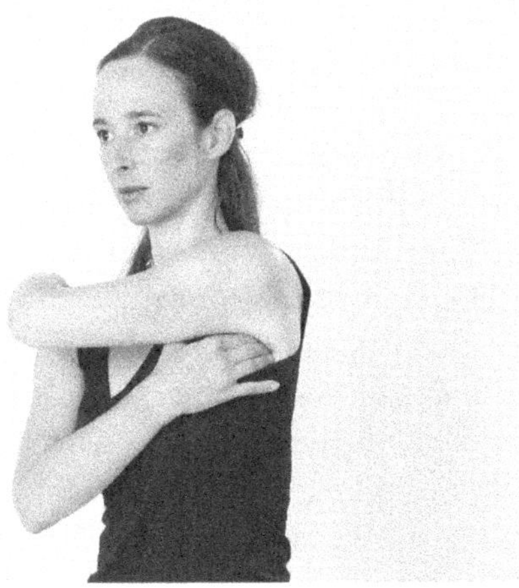

Führen Sie den Spielarm zur rechten Schulter. Benutzen Sie die rechte Schulter als Widerstand für die Bewegung des linken Arms; erspüren Sie gleichzeitig die Veränderungen unter Ihrer tastenden rechten Hand.

Die Hände dehnen

Für die folgende Übung benötigen Sie einen Stuhl oder einen anderen geeigneten Widerstand, der der Höhe einer Sitzfläche entspricht. Je nach Möglichkeit kann auch ein (etwas höherer) Tisch hilfreich sein.

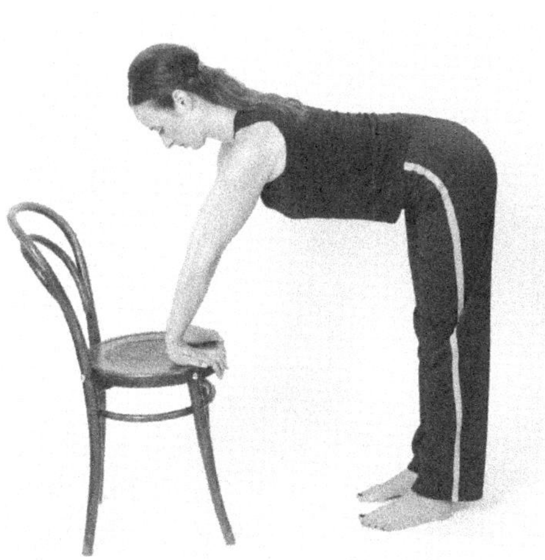

Stellen Sie einen Stuhl ca. 30 bis 40 Zentimeter entfernt vor sich hin. Nehmen Sie eine stabile Ausgangsstellung im Stehen ein. Die Beine sollten dabei hüftbreit auseinander stehen.

Neigen Sie sich aus der Hüfte mit möglichst geradem Oberkörper nach vorne in Richtung des Stuhls. Drehen Sie dabei die Arme nach außen (die Daumen wenden sich nach vorne, dann nach außen); die Handinnenflächen zeigen nach vorne.

Legen Sie die Hände in dieser Stellung auf dem Stuhl ab.

Achten Sie darauf, dass Ihre Schultern nicht verspannen. Die Wirbelsäule sollte möglichst gerade bleiben. Eventuell spüren Sie eine deutliche Spannung im Gesäß und in den hinteren Beinmuskeln. Die Knie sollten durchgestreckt bleiben. Drücken Sie Ihre Handinnenflächen mit leichter Kraft gegen die Stuhlfläche.

Drehen Sie dann die Arme nach innen, so dass Sie nun mit den Handrücken gegen den Stuhl drücken.

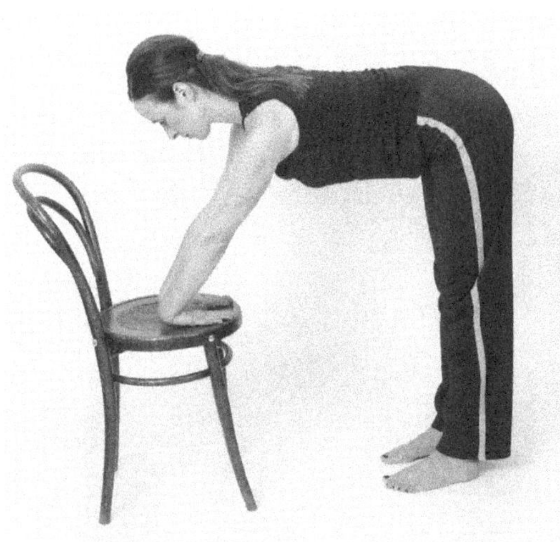

Wenn Sie den Abstand zum Stuhl etwas vergrößern oder eine etwas höhere Auflagefläche für die Hände wählen, verändern Sie die Winkelverhältnisse und damit die Spannungsverhältnisse in Ihren Händen und Oberarmen. Halten Sie den Gegendruck Ihrer Hände über sechs bis acht Atemzüge.

Der Rückentisch

Für die folgende Übung benötigen Sie einen Tisch oder eine Stuhllehne. Auch eine Fensterbank kann hier gute Dienste leisten.

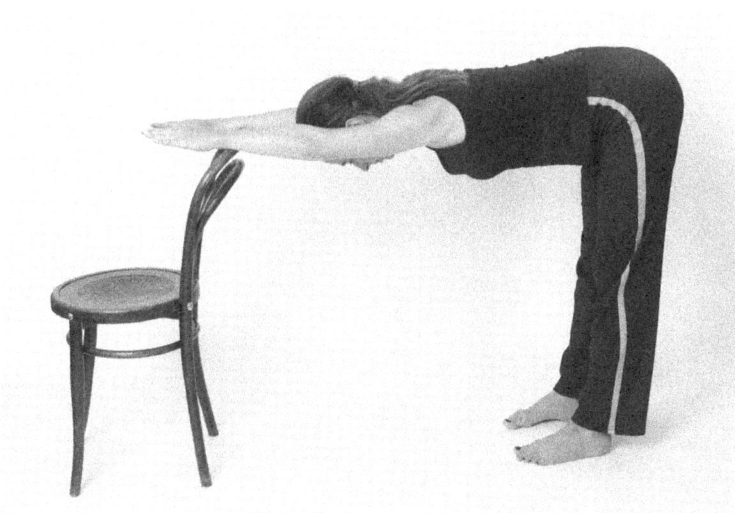

Stellen Sie sich ca. einen Meter entfernt vor einen Tisch. Nehmen Sie eine stabile Ausgangsstellung im Stehen ein. Die Beine sollten dabei hüftbreit auseinander stehen.

Neigen Sie sich aus der Hüfte mit möglichst geradem Oberkörper nach vorne in Richtung des Tischs. Drehen Sie dabei die Arme so, dass die Handinnenflächen nach unten zeigen.

Legen Sie die Hände in dieser Stellung auf dem Tisch ab. Hängen Sie Ihren ausgestreckten Rücken gleichsam zwischen den Händen und dem Becken aus.

Achten Sie darauf, dass Ihre Schultern und Ihr Nacken locker bleiben. Eventuell verspüren Sie eine deutliche Spannung im Gesäß und in den hinteren Beinmuskeln. Die Knie sollten durchgestreckt bleiben.

Halten Sie diese Stellung leicht federnd acht bis zehn Atemzüge.

Lösen Sie die Übung langsam auf, indem Sie zunächst etwas in die Knie gehen, dann die Arme anziehen und sich dann langsam vom Becken her nach oben aufrichten.

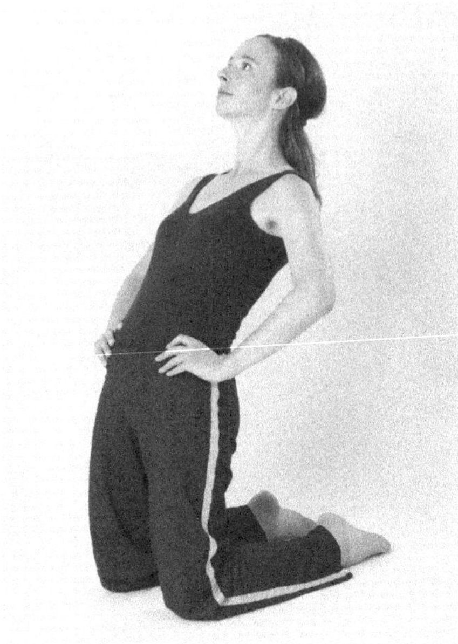

Gehen Sie in den Kniestand. Stützen Sie sich mit den Händen in den Hüften ab. Neigen Sie nun Ihren Oberkörper leicht nach hinten. Halten Sie das Kinn dabei in Richtung Brust.

Heben Sie das Brustbein nach vorne oben an; schwellen Sie die Brust. In der Vorstellung kann eine Sonne aus dem Brustbein strahlen; der gesamte Bereich des Brustkorbs weitet und öffnet sich.

Halten Sie diese Position jeweils für vier bis sechs Atemzüge. Richten Sie sich wieder auf und wiederholen Sie die Rückneigung drei- bis viermal.

Bewegen Sie sich langsam aus der Übungsposition wieder heraus, indem Sie Ihre Hände vorne am Boden abstützen.

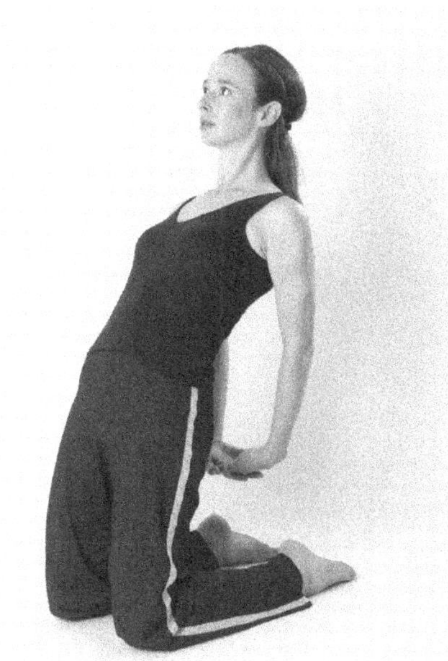

Wenn Sie in der Rückneigung die Hände hinter sich falten, können Sie die Gesamtaktivierung noch einmal anders betonen. Die Handinnenflächen zeigen dabei nach oben.

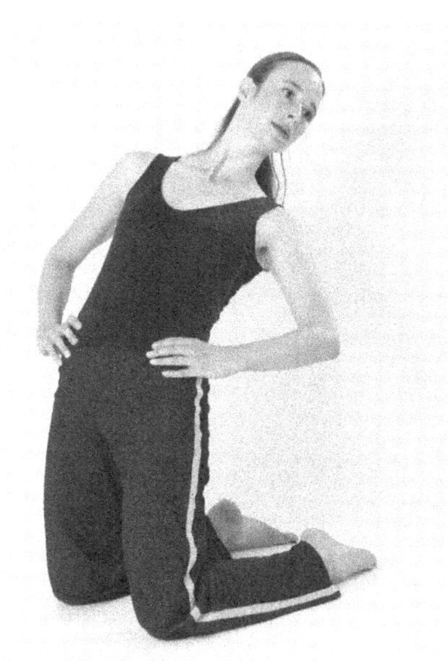

Machen Sie in der Rückneigung mit Ihrem Oberkörper und Blick leichte Drehungen nach links und rechts. Achten Sie hier besonders auf Ihre persönlichen Grenzen.

Im Schneidersitz I

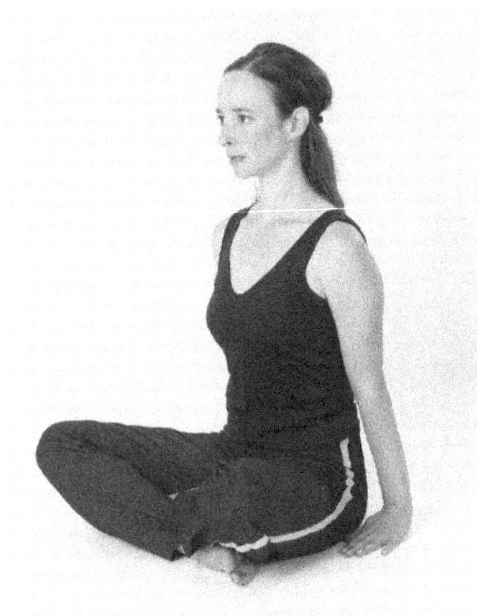

Gehen Sie in den Schneidersitz. Wenn diese Sitzposition sehr unbequem ist, hilft eventuell eine gefaltete Decke als Sitzunterlage. Setzen Sie die Hände seitlich ab. Die Finger zeigen dabei nach vorne.

Strecken Sie nun die Wirbelsäule, indem Sie Ihre Arme ausstrecken. Die Wirbelsäule ist gerade aufgerichtet, die Halswirbelsäule ebenfalls. Die Schultern sind aktiv, jedoch nicht verspannt hochgezogen. Der Blick geht sanft in die Weite. Der Brustkorb ist offen.

Halten Sie diese Stellung für zehn bis zwölf Atemzüge.

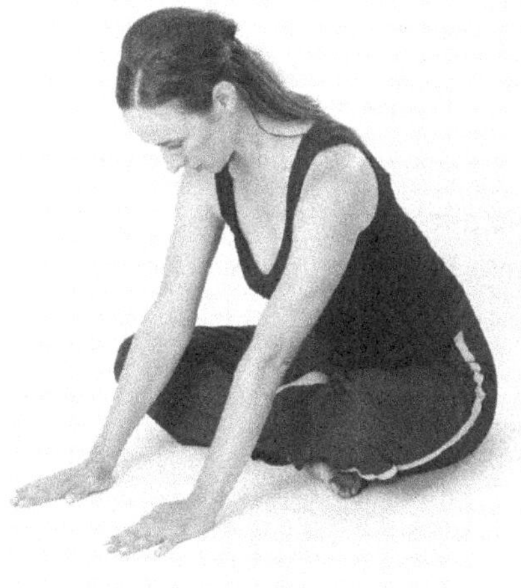

Legen Sie nun die Hände vor sich ab. Die Schultern bleiben dabei locker. Der Blick richtet sich auf die Hände. Rutschen Sie nun mit den Händen langsam nach vorne weg. Im Gesäß spüren Sie eine deutliche Dehnung. Halten Sie diese Stellung für vier bis sechs Atemzüge.

Wechseln Sie mit den Händen zurück in die vorige Stellung. Wechseln Sie zwischen diesen beiden Positionen je drei- bis viermal hin und her.

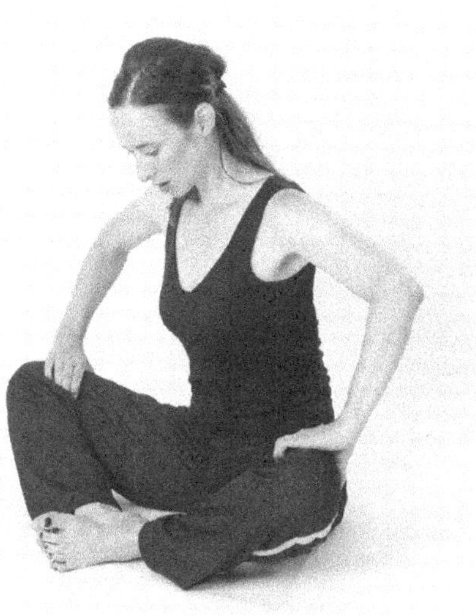

Ändern Sie für den folgenden Übungsabschnitt die Lage Ihrer Füße; legen Sie die Fußsohlen gegeneinander. Achten Sie darauf, dass Ihr Rücken möglichst gerade aufgerichtet bleibt; die Schultern bleiben locker.

Schwingen Sie zunächst mit den Knien leicht auf und ab.

Wandern Sie nun mit Ihren Händen die Innenseite Ihrer Oberschenkel entlang. Die kleinen Finger liegen dabei vorne. Verweilen Sie an schmerzhaften Stellen mit leichtem Fingerdruck.

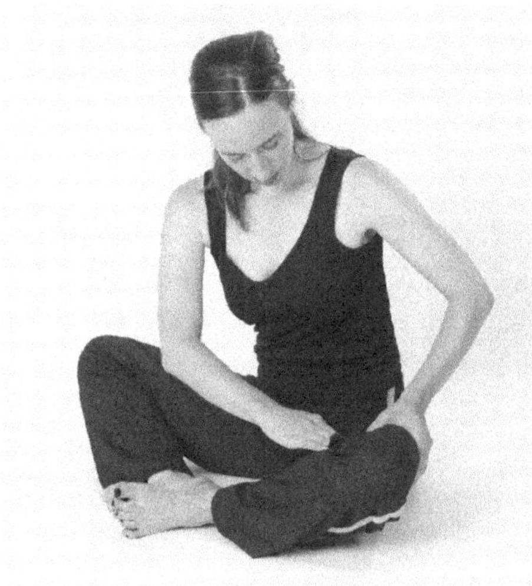

Arbeiten Sie mit beiden Händen auf derselben Seite. Achten Sie weiterhin darauf, dass Ihr Rücken gerade aufgerichtet bleibt und Ihre Schultern nicht verspannen.

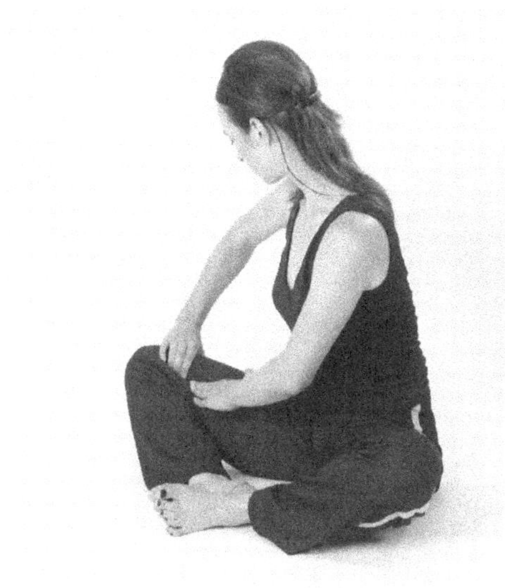

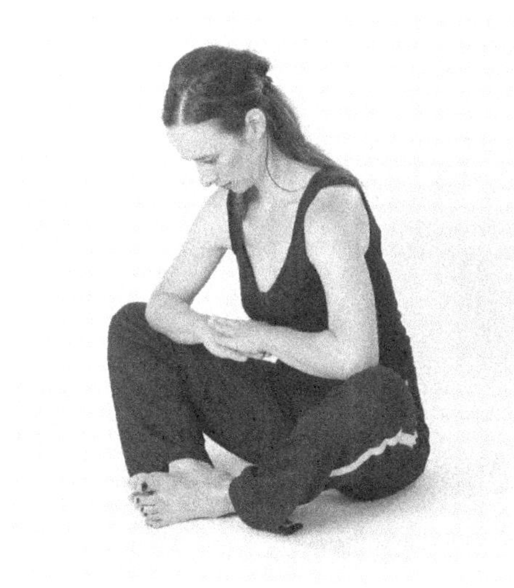

Legen Sie zum Abschluss die Ellbogen leicht oberhalb der Knie gegen Ihre Oberschenkel. Lehnen Sie sich mit Ihren Armen und dem Oberkörper leicht gegen Ihre Schenkel. Die Hände sind dabei ineinandergefaltet.

Geben Sie abwechselnd Druck und lassen Sie wieder nach.

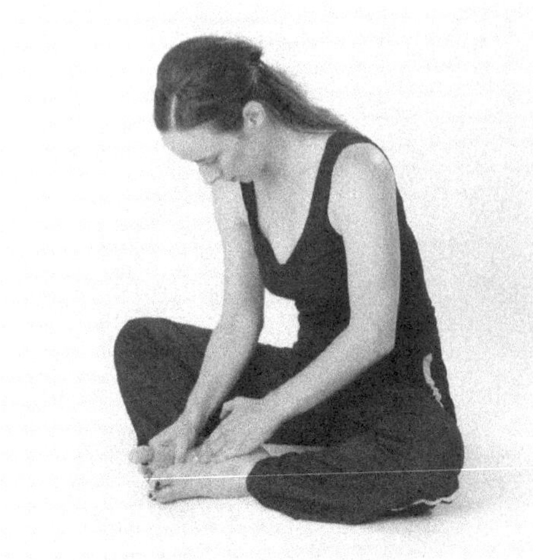

Bleiben Sie am Boden sitzen und massieren Sie sanft Ihre Füße. Beginnen Sie an den Fußsohlen eines Fußes. Wandern Sie mit sanftem Fingerdruck am Fuß entlang und verweilen Sie an schmerzhaften Stellen.

Bearbeiten Sie auch die Innen- und Außenkante des Fußes.

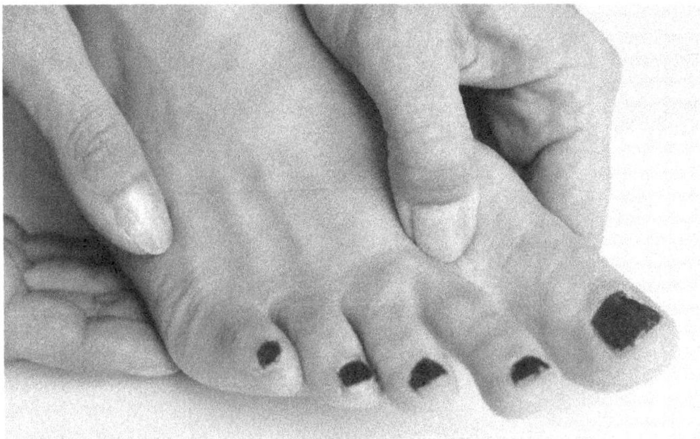

Wandern Sie auch den Fußrücken ab. Wenn Sie die Zehen bewegen, können Sie den Druck Ihrer Finger noch einmal anders betonen.

Im Schneidersitz II

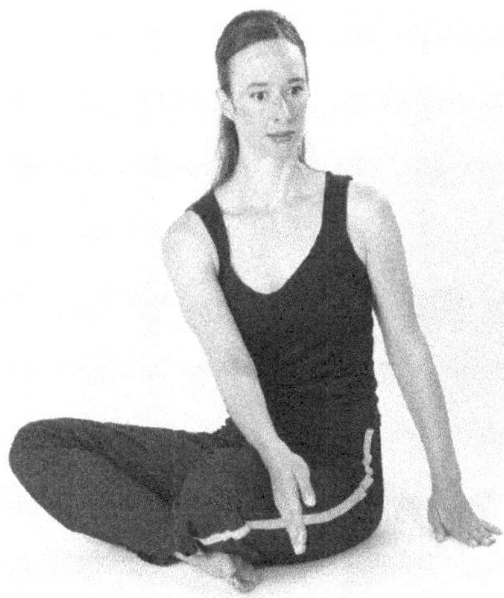

Gehen Sie in den Schneidersitz. Wenn diese Sitzposition sehr unbequem ist, hilft eventuell eine gefaltete Decke als Sitzunterlage. Setzen Sie die Hände seitlich ab. Die Finger zeigen dabei nach vorne.

Rollen Sie nun Ihren Rücken leicht ein. Legen Sie die linke Hand ein kleines Stück weiter nach hinten. Heben Sie die rechte Hand an. Drehen Sie Ihren Oberkörper langsam nach links. Legen Sie die Handkante Ihrer rechten Hand gegen die Außenseite des linken Oberschenkels.

Achten Sie bei dieser Drehung besonders auf Ihre persönlichen Grenzen.

Richten Sie nun Ihren Rücken wieder auf. Der Kopf und der Blick richten sich ebenfalls nach links. Schulter und Nacken bleiben locker.

Geben Sie nun mit Ihrer rechten Hand leichten Druck gegen den linken Schenkel. Geben Sie dabei mit Ihrem Oberkörper einen leichten Drehimpuls nach rechts.

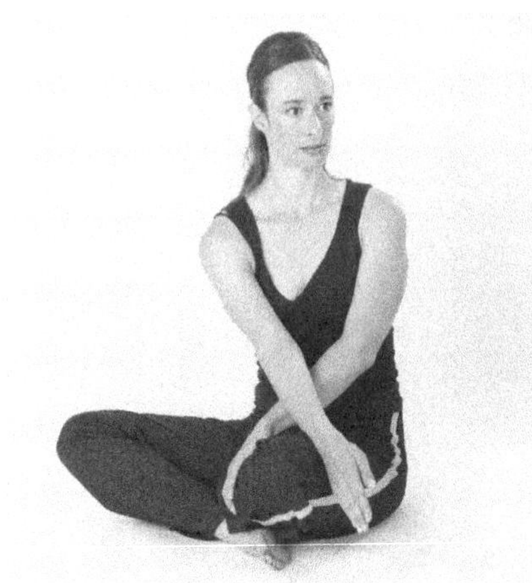

Wenn Sie die linke Hand an die Innenseite des linken Schenkels legen, können Sie die Gesamtaktivierung dieser Übung noch einmal anders betonen.

Halten Sie diese Aktivierungen jeweils für vier bis sechs Atemzüge. Lösen Sie diese Übung langsam und vorsichtig auf, indem Sie den Rücken wieder leicht beugen und sich sodann nach vorne ausrichten.

Augen und Gesicht

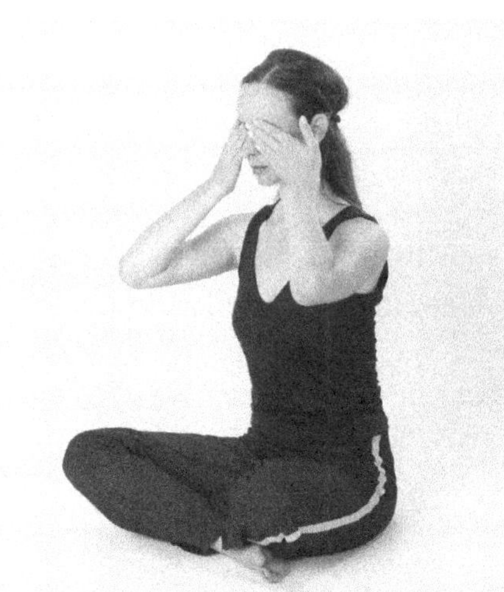

Legen Sie Ihre Finger sanft auf Ihre Augen. Achten Sie weiterhin auf einen geraden Rücken und lockere Schultern. Verbleiben Sie so für zehn bis zwölf Atemzüge. Wie fühlen sich Ihre Augen und Augenhöhlen an? Wie fühlt sich der Schneidersitz mit geschlossenen Augen an?

Rollen Sie Ihre geschlossenen Augen hin und her; spüren Sie die Augenbewegungen unter Ihren Fingern.

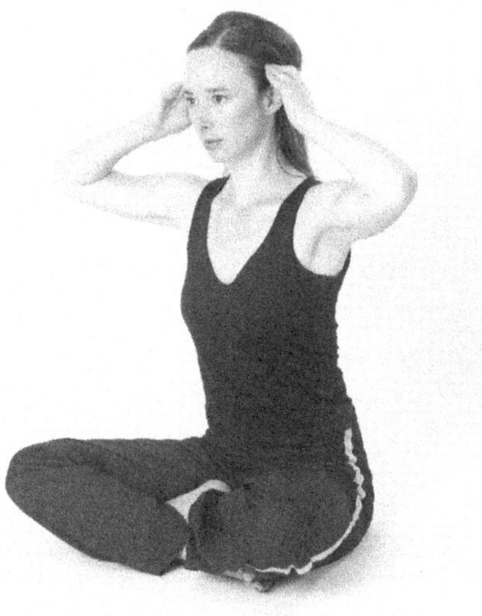

Legen Sie nun Ihre Fingerspitzen sanft an die Schläfen. Wandern Sie mit sanftem Fingerdruck Ihren Kopf ab. Verweilen Sie an schmerzhaften Stellen.

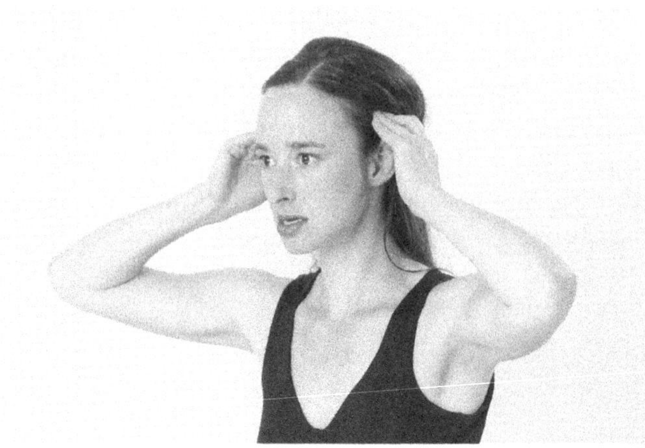

Bewegen Sie Ihren Kiefer. Beißen Sie sanft zu; schieben Sie den Unterkiefer nach vorne. Beobachten Sie dabei, wie sich die Schädelmuskulatur unter Ihren tastenden Fingern verändert und dem Fingerdruck entgegenkommt.

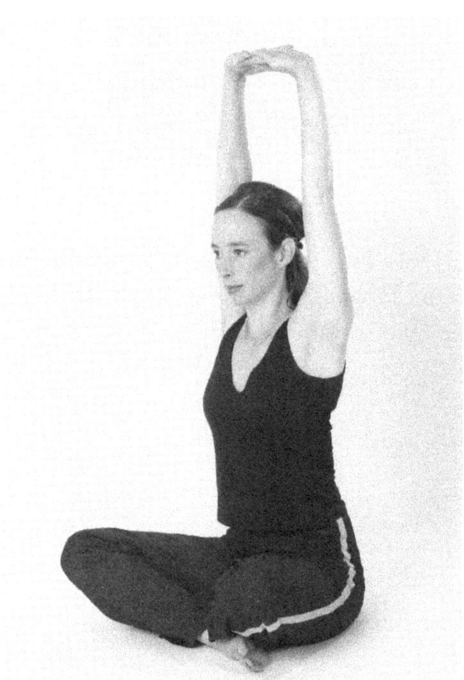

Falten Sie die Hände zum Abschluss ineinander. Strecken Sie so die Arme nach oben. Die Handinnenflächen zeigen nach oben; die Daumen zeigen nach vorne.

Der Rücken und die Halswirbelsäule bleiben dabei gerade aufgerichtet; die Schultern bleiben locker (sie werden nicht hochgezogen). Der Brustkorb ist offen. Bleiben Sie in dieser Schlussposition für vier bis sechs Atemzüge.

Der Körper öffnet und schließt sich

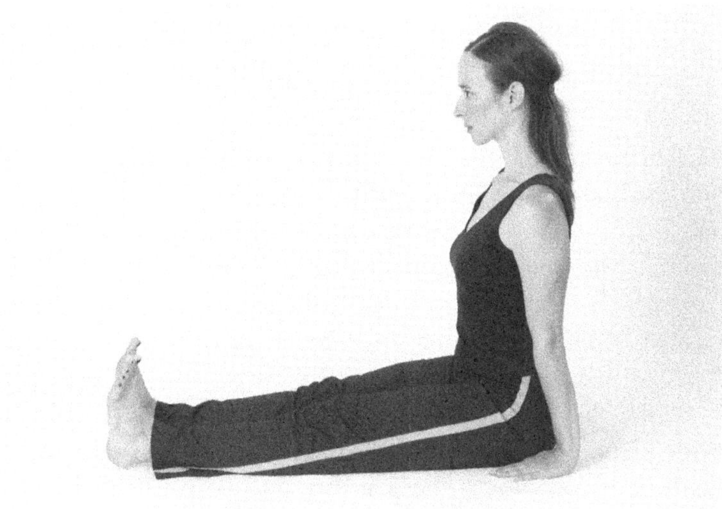

Setzen Sie sich für die folgende Übung mit ausgestreckten Beinen auf eine Decke. Legen Sie die Hände seitlich ab. Die Finger zeigen dabei nach vorne. Ziehen Sie die Füße zu sich her, sodass die Zehen gerade nach oben zeigen (Anfangsstellung).

Strecken Sie nun die Wirbelsäule, indem Sie Ihre Arme ausstrecken. Die Wirbelsäule ist gerade aufgerichtet, die Halswirbelsäule ebenfalls. Die Schultern sind aktiv, jedoch nicht verspannt hochgezogen.

Der Blick geht sanft in die Weite. Der Brustkorb ist offen. Strecken Sie die Knie sanft durch. Halten Sie die Stellung für acht bis zehn Atemzüge.

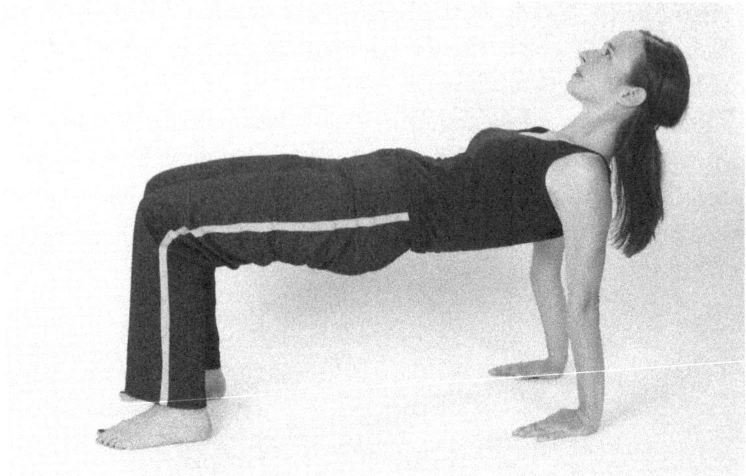

Beugen Sie leicht Ihre Ellbogen und Ihren Rücken. Stemmen Sie nun die Hände mit Kraft gegen die Unterlage. Heben Sie dabei das Gesäß an und beugen Sie die Knie. Die Fußsohlen gelangen dabei auf die Unterlage und stemmen sich ebenfalls ab.

Halten Sie die Stellung, in der die Kniebeugen ungefähr einen rechten Winkel haben und die Beine in gerader Fortsetzung des Rückens sind.

Achten Sie darauf, dass Sie über beide Fußsohlen und über beide Handinnenflächen stabil »stehen«. Achten Sie auch auf die Kraft in den Schultern. Die Schultern sind aktiv, jedoch nicht verspannt hochgezogen. Der Blick geht sanft nach oben. Der Brustkorb ist offen. Halten Sie diese Stellung für acht bis zehn Atemzüge.

Wechseln Sie zwischen diesen beiden Übungspositionen vier- bis sechsmal hin und her.

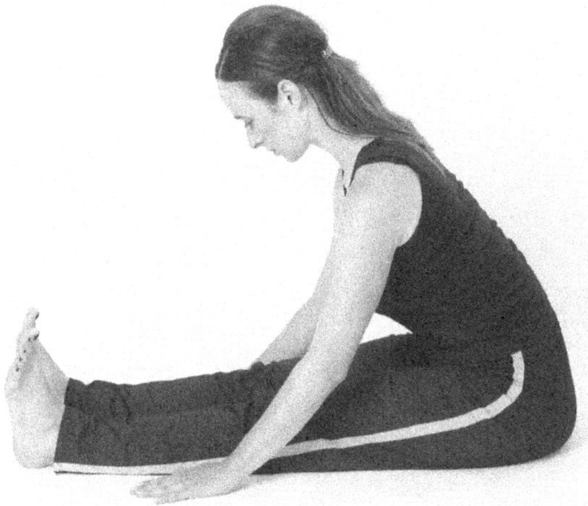

Schieben Sie nun aus der Anfangsstellung die Handinnenflächen langsam nach vorne. Der Rücken bleibt dabei möglichst gerade. Die Knie bleiben durchgestreckt; Schultern und Nacken bleiben locker.

Führen Sie die Hände so weit wie möglich nach vorne. Halten Sie diese Stellung für vier bis sechs Atemzüge.

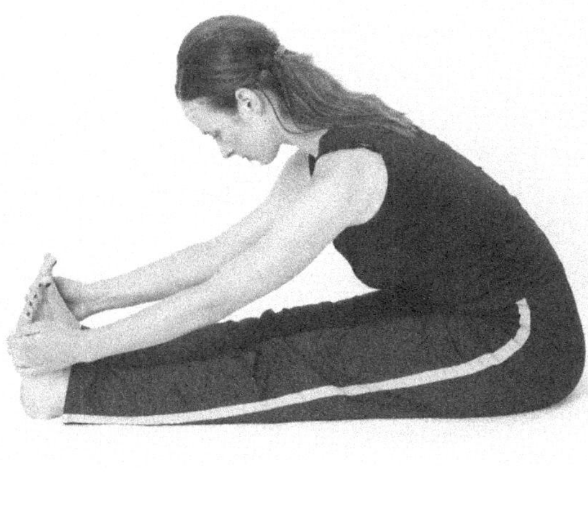

Eventuell erreichen Sie mit den Händen Ihre Füße. Halten Sie die Füße dann an den Außenkanten.

Ein Bein schwenkt aus

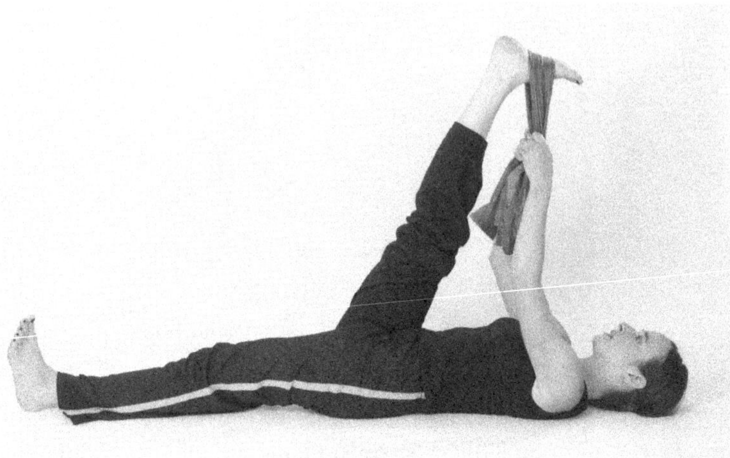

Legen Sie sich flach auf den Rücken. Wenn Ihnen dies schwerfällt, können Sie sich individuell entlasten; etwa mit einem Kopfkissen, einer Nackenrolle, einer kleinen Knierolle. Die Unterlage sollte nicht zu weich sein.

Beugen Sie nun das rechte Bein. Legen Sie den rechten Fuß in eine Schlinge, die Sie aus einem Gürtel oder einem dicken Band machen. Halten Sie diese Schlinge mit beiden Händen. Heben Sie dann das Bein vollends an, indem Sie es nach oben strecken.

Wählen Sie die Länge des Zugbands so, dass Sie eine deutliche Dehnung im rechten Oberschenkel verspüren. Geben Sie mit Ihrem rechten Fuß leichten Druck gegen die Schlinge (Anfangsstellung). Halten Sie diese Stellung für vier bis sechs Atemzüge.

In dieser Übung sind die Schultern aufgedehnt und zugleich aktiviert. Der Nacken bleibt in gerader Fortsetzung des Rückens.

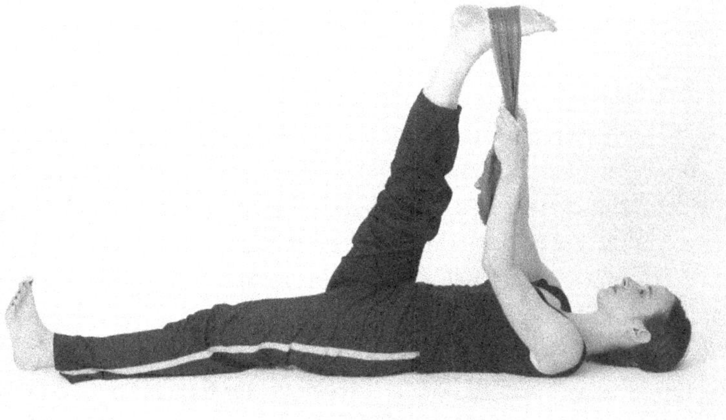

Bewegen Sie nun das rechte Bein leicht nach links. Die Aktivierung und Aufdehnung des rechten Beins verschiebt sich von der Hinterseite auf die Außenseite.

Neigen Sie das rechte Bein nur so weit nach links, wie Sie noch eine stabile Lage haben. Halten Sie diese Stellung für drei bis vier Atemzüge.

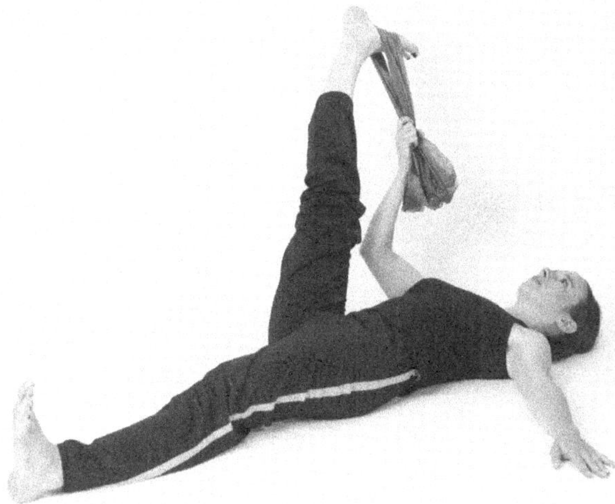

Führen Sie Ihr Bein zurück in die Anfangsstellung. Verweilen Sie dort zwei bis drei Atemzüge. Nehmen Sie die Schlinge nun allein in die rechte Hand und legen Sie den linken Arm vom Körper weggestreckt ab. So erreichen Sie im folgenden Übungsteil mehr Stabilität.

Zur weiteren Unterstützung können Sie eine gefaltete Decke unter Ihren rechten Ellbogen legen.

Bewegen Sie das Bein nun nach rechts. Die Aktivierung und Aufdehnung des rechten Beins verschiebt sich nun auf die Innenseite. Halten Sie diese Stellung für zwei bis vier Atemzüge.

Wechseln Sie zwischen diesen Übungspositionen drei- bis viermal hin und her.

Lösen Sie die Übung vorsichtig auf, indem Sie in der Anfangsposition das rechte Knie wieder anziehen, den Fuß aus der Schlinge lösen und abstellen und schließlich das Bein wieder ablegen.

Die Physiologie des Schmerzes

Schmerz- und Stressbotenstoffe

Im Sinne eines Anhangs noch einige Bemerkungen zur Physiologie des Schmerzes. Im Körper wird Schmerz durch unterschiedliche Körpersubstanzen erzeugt. Entsprechende Medikamente sollen diese Substanzen hemmen oder fördern. Dabei ist es jedoch wichtig zu wissen, dass viele dieser Substanzen Wechselwirkungen und immer mehrere Wirkungen haben.

Ferner stehen diese Substanzen im Dienste des erlebenden Organismus und seines Drehbuches. Es ist wie mit dem geschriebenen Gedicht (siehe oben); die Tinte ist der Träger, der Botenstoff des Gedichts, nicht aber das Gedicht selbst.

Aus der Sicht der naturwissenschaftlichen Medizin kommt es bei Patienten mit chronischen (andauernden und verfestigten) Schmerzen in Muskeln und Faszien zu einem »längeren Bestehenbleiben der Verkrampfung mit lokalen Entzündungsprozessen und [zu] der zusätzlichen Aktivierung früher stummer Nozizeptoren. Der lokale Schmerz führt zu weiterer reflektorischer Anspannung, was wieder die Nozizeption erhöht usw. Es kommt zu einem *Circulus vitiosus* – einem Teufelskreis – *zwischen Muskelspannung und Schmerz*« (Birbaumer u. Schmidt 2003).

Dieser Erklärung, wie genau der Teufelskreis zwischen Muskelspannung und Schmerz zustande kommt und aufrechterhalten wird, können wir so nicht zustimmen. Wir halten vielmehr eine andere Sichtweise dagegen, das Konzept der Myoreflextherapie: Schmerz basiert auf unserem Körpersinn. Danach ist der Teufelskreis Muskel- und Faszienspannung und Schmerz in erster Linie durch Meldungen der Sensoren der Tiefensensibilität zu erklären (siehe oben).

Schmerz stellt ein zweckmäßiges *Warnsignal* dar, das sich bei einer (drohenden) Über- oder Fehlbelastung von muskulären und knöchernen Strukturen als *Schutzfunktion* auch unmittelbar, das heißt ohne die Vermittlung von Schmerzbotenstoffen und ohne Entzündungsprozesse, einschalten kann.

Schmerzpatienten, aber auch jeder Leser der Presse werden immer wieder mit den »Übeltätern« und »Schmerzverursachern« konfrontiert: Diese sollen »attackiert«, »bekämpft« und »zum Schweigen gebracht« werden. Bereits diese Sprachwahl sollte uns im Hinblick auf die Körperachtsamkeit und die Weisheit des Körpers kritisch stimmen.

Neuropeptide

Was sind Schmerz- und Stressbotenstoffe und was tun sie? Botenstoffe wie Neuropeptid Y, Galanin, Substanz P, Cholezystokinin, Dynorphin, Enkephalin, Leptin und Corticotropin-releasing Hormone (CRH) sind körpereigene Eiweiße, die als Informationsträger und Boten nicht nur im Schmerzgeschehen aktiv sind, sondern in fein abgestimmten Gleichgewichten und im Zusammenspiel unserem Immunsystem, unserem Nervensystem und unserer psychischen Gesundheit dienen.

Auch in der Kontrolle und Regulation unseres Essverhaltens spielen die peripheren und zentralen Botenstoffe eine wichtige Rolle. Einige von ihnen sind auch entscheidend in das Belohnungssystem und in die Entwicklung von Suchtverhalten involviert. In unkontrollierter Aktivität trüben diese Boten unseren Blick auf unser Tun; sie nehmen uns die notwendige Distanz für unsere Achtsamkeit.

Neuropeptid Y steht im Dienste der Regulation von Angst und Stress. Es wirkt angstlösend und beruhigend. Neuropeptid Y kann überhöhte Aktivitäten der Stressachse mit den Boten CRH und Noradrenalin ausgleichen. Erst chronische Belastung, Stress und Immobilisation führen zu einer Entgleisung in Richtung Schmerzaktivierung. Im zentralen Nervensystem verursacht Neuropeptid Y zudem eine Enthemmung des Essverhaltens.

Substanz P dient im Normalfall das Nervenzellwachstum aktivierenden Stoffwechselschritten im Gehirn. Im Hypothalamus kann es die Ausschüttung des Stressboten CRH hemmen. Je nach Hirnregion sind seine Wirkungen zum Teil ganz unterschiedlich.

So kann Substanz P in einem Kerngebiet für die Schmerzverarbeitung angstlösend wirken, in anderen Kerngebieten jedoch zu depressivem Verhalten beitragen. Immobilisation und Übersäuerung führen zu einer Überaktivierung in Richtung Schmerz.

Galanin ist eine wichtige Substanz für die Entwicklung und Reifung des Zentralnervensystems. Sowohl im Gehirn wie auf der Ebene des Rückenmarks ist Galanin in Regenerationsprozesse der Nervenzellen involviert. Auch hier führen Immobilisation, Übersäuerung und chronischer Stress zu einer Überaktivierung in Richtung Schmerz. Im Hypothalamus kann Galanin gemeinsam mit Glutamat und Histamin in einer Schmerzkaskade entgleisen. Normalerweise ist Galanin jedoch ein Hemmstoff für entsprechende Überaktivierung.

Cholecystokinin ist ein Neuropeptid, welches bei der Entstehung von Angst- und Panikstörungen sowie bei deren Regulation eine Rolle spielt. Bei entsprechender Schieflage (Vorsensitivierung) entsteht eine Überempfindlichkeit; aus dieser heraus kann Cholecystokinin dann angsterzeugend und schmerzforcierend wirken. Über zwei verschiedene Typen von Bindestellen ist Cholecystokinin auch bei der Regulation von Essverhalten und Sättigungsgefühl aktiv.

Dynorphin gehört in die Gruppe der Opiat-Eiweiße. Beim gesunden Menschen ist es so gut wie gar nicht vorhanden. Erst bei chronischem Stress und Anspannung findet ein dramatischer Anstieg seiner Produktion im Rückenmark und im Gehirn statt; dann ist Dynorphin in der Schmerzkaskade als Schmerzbote aktiv.

Enkephalin ist ein körpereigenes Opiat, das je nach Bedarf beruhigend, stimulierend und schmerzhemmend wirken kann. Für unsere Aufmerksamkeit und Neugier und in der Steuerung sinnvollen Aggressions- und Abwehrverhaltens spielt dieses Neuropeptid eine wichtige Rolle.

Leptin gehört ebenfalls in die Familie der Neuropeptide und nimmt eine Schlüsselrolle in der Regulation von Appetit und Essverhalten ein. Leptin selbst wirkt nicht als Schmerzbotenstoff, ist jedoch in der Lage, über seine Bindestellen im Hypothalamus die Synthese und Ausschüttung der klassischen Schmerzbotenstoffe Neuropeptid Y, Cholecystokinin und Galanin zu hemmen.

Corticotropin-releasing Hormon (CRH) spielt die entscheidende Rolle in der Steuerung und Feinabstimmung der Stresskaskade. Trotz seines Namens ist es kein klassisches Hormon, sondern gehört in die Familie der entwicklungsgeschichtlich viel älteren Peptide. Seine Bindestellen finden sich sowohl in den Angstzentren (Amygdala) als auch in bestimmten Schmerzzentren (Periaquäductales Grau, Nucleus magnocellularis) des Gehirns. CRH aktiviert alle bekannten Stressbotenstoffe (wie ACDH, Noradrenalin, Cortisol). Es ist aktiv bei Angst, Panik, Phobien und depressiven Episoden. CRH hemmt Lernvorgänge, verändert Gedächtnisstrukturen im Hippocampus und seinen Verschaltungswegen und ist in der Lage, Gene in Richtung Schmerz- und Stressorchester anzuschalten. Der Freiburger Mediziner und Psychologe Joachim Bauer beschreibt sehr anschaulich, wie Gene gesteuert werden (Bauer 2002).

CRH und Cortisol steuern das Ablesen, die Übersetzung und die endgültige Umsetzung des genetisch codierten Programms des Organismus für die Entstehung von Stress, Entzündungen, Schmerz und psychischen Erkrankungen. Wenn CRH und Cortisol »schweigen«, »schweigen« auch die einzelnen Schritte zur Stressgenaktivierung. Der Dirigent Insulin bestimmt die Genaktivierungen des Organismus in Richtung Regeneration und Nervenzellwachstum. Gleichsam »in der Musik dieses Dirigenten« dienen die sogenannten Schmerzbotenstoffe wie Musikinstrumente dem Nerven- und Immunsystem – der Melodie Wohlbefinden, Stress- und Schmerzfreiheit.

Prostaglandin: Aspirin hemmt übermäßige Prostaglandinausschüttung und wirkt damit schmerzhemmend. Verschiedene Familien dieser Gewebshormone und ihre Bindestellen wirken als Botenstoff im Organismus. Die Untergruppen der einzelnen Prostaglandine sind beteiligt an der Feinabstimmung der Gefäßweite und -enge, an der Muskelanspannung und -entspannung. Auch um Wehen einzuleiten und für die Bronchialmuskulatur sind diese Gewebshormone mit entscheidend. Erst in gravierender Schieflage (sozusagen »in einer schiefen Melodie«) des Organismus entgleiten einzelne Aspekte der Wirkungsprofile in Richtung Entzündung und Schmerz.

Bradykinin ist ein schmerzvermittelndes Neuropeptid und ein Hormon im Gewebe. Es steuert Schmerzempfindlichkeit und kann die Durchlässigkeit von Gefäßen in Richtung Schmerzentstehung verändern. In Feinabstimmung mit anderen Botenstoffen ist es an der Regulation von Entzündungen und der Spannkraft von Gefäßen wesentlich beteiligt. Erst in der Entgleisung, das heißt, im Verlust von Gleichgewichten mit Säure-Basen-Verschiebungen (pH), kann seine erhöhte Konzentration schädlich und dysfunktional werden.

Botenstoff-Hormone (Neurotransmitter)

Außer den klassischen Hormonkreisläufen zwischen der Hypophyse, der Schilddrüse und den Sexualorganen, welche in Rückkopplungsschleifen im gesunden Organismus immer wieder bedarfsabhängig feinjustiert werden, gibt es für die Signalübermittlung in unserem Körper und innerhalb unserer Zellen eine Vielzahl von Botenstoff-Hormonen, die man Neurotransmitter nennt.

Diese Neurotransmitter wirken nicht isoliert für sich, sondern (wie man heute weiß) in fein abgestimmten Gleichgewichtssystemen.

Noradrenalin kann durch alle sensorischen Systeme stimuliert werden. Es ist der Botenstoff für Stressverhalten und wirkt in die Steuerung des Gefahr- und Angstverhaltens, der Atmung, des Herz-Kreislaufverhaltens sowie in die Aktivierung der Stressachse (Hypothalamus–Hypophyse–Nebennierenrinde). In diesem Kontext kann es akut stressdämpfende Funktionen haben. Unter chronischem Stress erfährt der Quellort (Locus caeruleus) zuerst eine Aktivierung mit einem Überschuss an Noradrenalin. Solche chronischen Belastungen führen dann jedoch zu einer Entleerung der Speicher für Noradrenalin. Damit fällt die regulierende hemmende Wirkung auf die Region der Serotoninproduktion (Raphe-Kerne) weg. Dies führt dann zu einer pathologischen Erhöhung des Dopaminstoffwechsels (in der Substantia nigra).

Unter diesem Regieverlust kann das Noradrenalinsystem das Dopaminsystem nicht mehr sinnvoll regulieren. Überreaktionen der Substantia nigra führen zu Unruhe, Bewegungsstörungen und

Körperstress, bei welchem es zu krampfhaften neuromuskulären Überaktivierungen einzelner Muskelpartien kommen kann. Die betroffenen Körperbereiche erleiden so Fehlstellungen: Nacken- und Rückenschmerz und entsprechende Bewegungseinschränkungen, Schonhaltungen sowie weiterer Schmerz sind die Folge.

Dopamin wird vor allem in der Substantia nigra gebildet. Als neuronaler Transmitter reguliert Dopamin insbesondere die Umschaltung motorischer Programme ebenso wie die Freisetzung von Hypophysenhormonen. Entscheidende Fasern des Dopaminsystems enden in den Hinterhörnern des Rückenmarks (Nucleus intermediolateralis) und sind so wesentlich in die Schmerzverschaltung involviert.

Dopamin wirkt sich weiterhin auf das Verhaltenssystem in Hinblick auf Belohnungsreize und Entzugsreize aus. Wenn Dopamin mit seinen fein abgestimmten Wirkungen sich aus der Synchronisation mit anderen Botenstoffen verselbstständigt, übernehmen hyperaktive Verhaltensweisen und Gehetztheit die Regie in unserem Drehbuch – ohne dass wir dessen sogleich gewahr werden. Aktivitätssucht stellt dabei einen wesentlichen Auslösefaktor für die Ausschüttung von Dopamin dar, sodass sich hier ein Kreis von innerer und äußerer Gehetztheit etabliert und unseren Alltag bestimmt.

Serotonin wird in mehreren Gehirnregionen (Nuclei raphes), aber auch im Rückenmark produziert. Gesteuert wird Serotonin durch die Gleichgewichtssysteme des Hypothalamus, dies stets im Zusammenspiel mit anderen Botenstoffen. Serotonin wirkt sich so überwiegend dämpfend (inhibitorisch) und beruhigend auf viele Verhaltensweisen aus. So wirkt es auch regulierend auf den Schlaf-wach-Rhythmus, den Muskeltonus (smooth muscle action) und die Durchblutung.

Zusammen mit anderen Botenstoffen regelt Serotonin auch Phänomene der Schmerzwahrnehmung und Schmerzverarbeitung sowie das Ess- und Sexualverhalten. Erst im Kontext von chronischer Belastung, Ausweglosigkeit und Depression sind die Konzentrationen dieses Transmitters erniedrigt und die Empfindlichkeit (Sensitivität) des Rezeptorsystems verändert.

In den letzten Jahren wurde Serotonin vor allem durch die Entwicklung verschiedener Medikamente bekannt: Bei ADS/ADHS sollen »Defekte« und »Defizite« der Aufmerksamkeit und des Verhaltens behandelt werden, indem Medikamente verabreicht werden, die entweder durch die Verlängerung der Serotoninwirkung (über sogenannte Serotonin-Wiederaufnahmehemmer; SSRI) oder die Stimulierung der Serotoninausschüttung wirken. Auch die Depressionserkrankung wurde bis vor Kurzem auf ein »defektes Serotoninsystem« zurückgeführt und über dieses Konzept angegangen. Selbst das Fibromyalgie-Syndrom und chronische Schmerzsyndrome im Allgemeinen wurden durch die pathologische Endstrecke »defektes Serotoninsystem« erklärt und entsprechend angegangen. Heute wissen wir jedoch, dass nicht Serotonin selbst die Grundlage dieser Störungen ist. Vielmehr stellen Entgleisungen der zentralen Stressachse mit CRH im Hypothalamus die entscheidenden Veränderungen im Sinne eines Gleichgewichtsverlustes dar.

Glutamat vermittelt fast alle erregenden Signale des zentralen Nervensystems. Glutamat ist der vorherrschende Übersetzer von sensorischen Informationen, motorischer Koordination, Emotion und Kognition. Selbst Gedächtnisfunktionen und Lernprozesse werden im Zusammenspiel mit dem Botensystem GABA gestaltet und konsolidiert.

In natürlicher Funktion ist Glutamat für die Vernetzung und stetige Anpassung unseres Zentralnervensystems an entsprechende Umweltsituationen und an unser Handeln (synaptische Plastizität) verantwortlich. Erst im Stressstoffwechsel, wenn die Zellen dauerhaft über zu wenig Energie verfügen, wirkt Glutamat schädlich (toxisch). Dann kann es Nervenzellen, Nervenzellverbindungen, wichtige Signal- und Bindestellen zerstören. Eine zu hohe Konzentration von Glutamat zwischen den Zellen (der sogenannten Zwischenzellsubstanz, extrazelluläre Matrix) kann die gesamte Entgiftungs- und Regenerationsmaschinerie des Organismus lahmlegen.

Körpereigene Opiate haben als Vorläufermolekül das Pro-Opiomelanokortin. Aus dieser Substanz werden sowohl ACTH abgespalten als auch die endogenen Opiate Beta-Endorphin, Gamma-Endorphin, Alpha-Endorphin und Met-Enkephalin abgeleitet. Unter chronischem Stress sind ACTH und vor allem Beta-

Endorphin dafür zuständig, dass wir uns körperlich nicht spüren (Stressanalgesie), dass wir der Gesamtsituation nicht voll gewahr werden und auch keinen erinnernden Rückblick auf sie finden (Amnesiemomente). Die ACTH-Opioid-Interaktion wird reguliert beziehungsweise gehemmt durch noradrenerge Informationen; sie wird angefeuert beziehungsweise unterhalten durch das Cortisolsystem.

Glukocorticoide (Cortisol): Als Teil der Stressachse (CRH im Hypothalamus – ACTH im Hypophysen-Vorderlappen) spiegeln sich im System der Nebennierenrinde die Stressleistungen des Organismus wider. Glukocorticoide fördern die Energiemobilisierung mit Erhöhung des Blutzuckerspiegels. Damit sind Glukocorticoide Gegenspieler des Insulins. Sie stellen die Weichen auf überwiegend abbauende, speicherentleerende und verbrauchende Aktivität.

Sie schwächen die Infektabwehr und wirken akut (in der Notfallsituation) antientzündlich und antiallergisch. Chronisch leiten sie eine generelle Unterdrückung des Immunsystems (Immunsupression) ein.

Bei dauerhaft erhöhtem Cortisolspiegel wird außerdem Schlaflosigkeit und eine Veränderung im Sinnes- und Wahrnehmungssystem beobachtet. Äußere Reize benötigen eine größere Intensität, um noch wahrgenommen zu werden. Unterscheidungs- und Wahrnehmungsschwellen werden angehoben. Die Erhöhung dieser Schwellen kann so das Zentralnervensystem vor einem Aufschaukeln von Erregungen und Belastungen schützen. Im chronischen Status resultieren daraus jedoch Eintrübungen und Verzerrungen der Wahrnehmung. Die Distanz des Regisseurs zu seinem Stück geht verloren, sein Blick auf die Bühne wird verschleiert.

GABA (Gamma-Aminobuttersäure) ist das wichtigste hemmende Transmittersystem mit weitläufiger Verbreitung im gesamten Zentralnervensystem. Es wirkt sich vor allem hemmend auf all seine Zielgebiete aus. Einige Bindestellen für GABA sind aktiv im Dienste von Angstlösung, Entspannung und Beruhigung.

Vor diesem Hintergrund wurde die Medikamentenklasse der Benzodiazepine (Valium; Tavor) gegen Angst- und Panikstörungen und Schlaflosigkeit entwickelt. Unglücklicherweise gibt es außer klassischen Nebenwirkungen wie Betäubung (Sediertheit), Kognitionsstörung, Appetitstörung vor allem die Problematik der Abhängigkeit und der Sucht. Benzodiazepine wirken hervorragend bei der Durchbrechung von epileptischen Anfällen. Das GABA-System ist aber vor allem in Mechanismen und Prozesse des Lernens und der Gedächtniskonsolidierung involviert.

Zusammenfassung

Vor dem Hintergrund der Verwobenheit der verschiedenen Botenstoffsysteme wird offensichtlich, dass all diese Systeme bereits im Einzelnen, erst recht jedoch in ihrer Wechselwirkung immer mehrere Wirkungen haben.

Hemmende und erregende Momente können außerordentlich stark variieren. So wirken diese Botenstoffe in unterschiedlichen Hirnregionen, zu unterschiedlichen Zeiten und über eine Vielzahl von unterschiedlichen Bindestellen ganz verschieden und unterschiedlich. Dies jeweils im Dienste des erlebenden Organismus und seines Drehbuches. Auch die Empfindlichkeit der Bindestellen und ihre Anzahl wird kurzfristig durch die jeweiligen Lebensumstände geprägt.

Insulinresistenz

Sehr viele der genannten Substanzen hängen in ihrem Vorkommen und in ihrer Wirksamkeit von dem grundlegenden molekularen Energiehaushalt unseres Organismus ab. Eine fundamentale Schlüsselstellung nimmt dabei das Insulin ein.

Insulin

Insulin wird von Zellen der Bauchspeicheldrüse, aber nach neuesten Erkenntnissen auch im Gehirn produziert. Es sorgt für einen ausgeglichenen Blutzuckerspiegel. Insulin fördert die Aufnahme von Glucose in die Zellen, sodass diese zum einen über genügend Treibstoff, Bausubstanzen und Energie verfügen und zum anderen der Organismus selbst je nach Bedarf genügend Treibstoff zur

Verfügung hat. Gleichzeitig bleiben die Blutzuckerwerte normal. Insulin reguliert die Verstoffwechselung von Kohlenhydraten, Eiweißen und Fetten. Insulin wirkt darüber hinaus als Übersetzungsfaktor (Transkriptionsfaktor) für viele hundert Gene. Es beeinflusst Zellteilung und Wachstumsprozesse ebenso, wie es regelgerechte Abbauprozesse steuert (zum Beispiel Amyloid bei Alzheimer). Im Gehirn sind die Wirkungen von Insulin und seinen Verwandten (IGF 1+2) eng mit Merkfähigkeit, Gedächtnis und kognitiven Prozessen verbunden. Insulin unterstützt im Gehirn die Reifung, das Wachstum, den Schutz und das Überleben der Nervenzellen.

Insulin vermittelt seine Wirkungen über spezielle Insulinrezeptoren (Bindestellen) zu den insulinähnlichen Wachstumsfaktoren. Insulin bindet sich von außen (extrazellulär) an seine Bindestellen. Dies führt über eine Form- und Strukturveränderung der Bindestellen zu einem Anhaften von energiereichen ATP (Adenosintriphosphaten) im Inneren der Zelle.

Wie wir später sehen werden, geraten genau diese Prozesse durch Glucoseverwertungsstörung, Energiemangel, Insulinresistenz und einen Abfall des pH-Werts in einen krankhaften Teufelskreis.

Was ist Insulinresistenz?

Insulinresistenz liegt vor, wenn ein normaler Insulinspiegel bei verminderter Bindung an seine Bindestellen oder ein erhöhter Insulinspiegel im Blut ihre biologische Wirkung nicht mehr entfalten können und die Empfindlichkeit beziehungsweise Feinjustierung der die Insulinwirkung vermittelnden Bindestellen, die Insulinrezeptoren, gestört und verändert sind. In diesem Zustand sind die Glucoseverfügbarkeit und -verwertung, die durch das Insulin vermittelt werden, in ihrer zentralen Steuerung gestört. Im Blut sind die Zuckerwerte also ständig stark erhöht und wirken sich auf viele Strukturen schädigend aus. Gleichzeitig leiden die Zellen im Inneren an einem Mangel an Energie und Bausubstanzen für wichtige Leistungen im Zellinneren. So können Neurobotenstoffe wie Acetylcholin (Gedächtnis), Serotonin (Beruhigung und Entspannung), GABA (Erregungshemmung) und Glutamat

(Gehirnkommunikation und Aktivität) nur noch vermindert produziert werden. Sie geraten so in ein Ungleichgewicht, was vielerlei krankhafte Konsequenzen mit sich bringt.

Die Entwicklung der Insulinresistenz ist genauso vielfältig und weit verteilt wie die Insulinwirkung an sich. Dabei hängen die Veränderungen jeweils von den physiologischen Zellgewebs- und Organfunktionen ab.

Ursachen der Insulinresistenz

Die Bedeutung der Ernährung

Kohlenhydrate, Fette und Eiweiße beeinflussen Insulin und seine Wirkungen sowohl auf der Ebene der Bauchspeicheldrüse (der Produktionsstätte) wie auch auf der zentralen Steuerungsebene des Gehirns im Hypothalamus, dem Dirigenten für Stress und Verhalten.

Ein dauerhaftes Überangebot an Nahrung mit Verlust physiologischer Rückkopplungsschleifen bezüglich Hunger und Sättigung erweist sich heute als zentral für das Verständnis der Regulation des Insulinstoffwechsels.

Sowohl ein dauernder und deutlicher Überschuss an Kohlenhydraten wie auch ein Überangebot an Fetten und Eiweißen bewirkt komplexe Folgepathologien, die auf einer unphysiologischen Dysregulation des Energiehaushaltes gründen. Vgl. Mosetter u. a. 2012; 2013.

Vor allem gesättigte und freie Fettsäuren hemmen die Insulinausschüttung und vermindern die Empfindlichkeit der entsprechenden Bindestellen. Diese negativen Ausläufer wirken sich bis zur Insulinresistenz und verminderter Syntheseleistung weiter aus.

Freie Fettsäuren und Leptin

Heute wissen wir, dass das Hormonsystem der Adipozyten (Fettzellen) durch Steuermechanismen im Gehirn geregelt wird.

In der Drehscheibe des Gleichgewichts, Hypothalamus, kann Leptin durch Stresshormone wie Corticoid und Noradrenalin im Zusammenspiel mit Insulin gestört werden.

Bei diesem Kontrollverlust überfluten freie Fettsäuren den Organismus. Freie Fettsäuren schädigen direkt den Insulinrezeptor, Schlüsselstellen der Insulinwege, Leberzellen und das Gefäßsystem.

Stress

Alle Arten von Stress spielen eine tragende Rolle hinsichtlich des Insulinstoffwechsels. Stress und seine chemischen Botenstoffe, die Catecholamine (Adrenalin und vor allem Noradrenalin) zusammen mit Cortisol hemmen typischerweise die Insulinausschüttung. Akut und kurzfristig ist dieser Weg (über Adrenorezeptoren) sinnvoll – chronisch kann er zum Verhängnis werden.

Die Aktivierung der Stressachse Hypothalamus–Hypophyse–Nebenniere mit den ausführenden Stoffen CRH (steuerndes corticotropes Ausschüttungshormon), ACTH (Adenocorticotropes Hormon) und Cortisol führen zu einem Übergewicht dem Insulin entgegenwirkender Hormone bei gleichzeitiger Aktivierung von Entzündungs- (TNF-alpha, IL-6) und Schmerzbotenstoffen (Substanz P, Neuropeptid Y).

Stress und eine verstellte Stressachse bestimmen darüber hinaus die Feinabstimmung der ganzen Insulinsignalübersetzung. An mehreren wichtigen Schnittstellen dieses Stoffwechselweges können Fehlfunktionen zu unterschiedlichen Erkrankungen führen.

Bewegungsmangel

Bewegungsmangel und Bewegungsarmut im Erwachsenenalter, aber auch bei Kindern und Jugendlichen dürfte neben Stress und ernährungsbedingten Hintergründen der entscheidende Faktor für einen dysfunktionalen Insulinstoffwechsel, Insulinresistenz und eine Vielzahl anderer Erkrankungen sein.

Schlaf und Schlafmangel

Schlafunterdrückung und Schlafmangel führen zu einem veränderten Blutzuckerspiegel und erhöhten Cortisolspiegel. Übererregbarkeit und Hyperarousal aktivieren das Stressachsen-System des Hypothalamus. Wird das chronisch, hat es Folgen die Insulinresistenz, reduzierte Leptinspiegel und erhöhtes Ghrelin betreffend. Das ist gleichbedeutend mit Appetitzunahme, Gewichtszunahme,

Nervenwachstumshemmung und schließlich Müdigkeit und Burnout. Vergesellschaftet mit gestörter Glucosetoleranz ist auch das obstruktive Schlafapnoe-Syndrom (oSAS).

Eine Frage des Gleichgewichts

Das Orchester aus Botenstoffen und seinen Dirigenten wird entscheidend durch Umwelteinflüsse, Verhalten und Handlungen geprägt. Die geistige Haltung spiegelt sich im Körper wider und nimmt dort prägend Gestalt an. Da es im Organismus selten Einbahnstraßen gibt, steuern die so geprägten Strukturen (zum Beispiel die des Gehirns) unsere Beweglichkeit auch wieder in die andere Richtung (vgl. Mosetter 2013; Mosetter u. Mosetter 2015).

Ein in dieser Hinsicht ganz besonderer Kandidat mit entscheidender Bedeutung für unsere Gesundheit ist der Hypothalamus, in welchem lebenswichtige Boten ihre Feinjustierung erfahren. Auch die Symptomatik der Insulinresistenz und ihr Einfluss auf die oben beschriebenen Wirkungen der Botenstoffe wird so deutlich.

Im Hypothalamus gibt es mehrere lebenswichtige Gleichgewichtssysteme. Mit dem Bild einer Waage lässt sich das am besten verdeutlichen.

Insulin ⟷ Cortisol, CRH, ACTH

Stresshormone, im Besonderen der »Mafiaboss« Corticotropinreleasing Hormon (CRH) und das Adenocorticotrope Hormon (ACTH) sowie Cortisol, sind klassische Gegenspieler des Insulins.

Überwiegen die Gesetzmäßigkeiten von chronischem Stress, geraten der Insulinstoffwechsel und seine Wirkungen in eine Dysfunktion.

Bis auf die Ebene von Genaktivierungen werden hier die Weichen in Richtung Aufbau, Nervenzellwachstum, Regeneration von Nervenzellnetzwerken und Gedächtnis *oder aber* in Richtung Panik, Degeneration, Entzündung und Krankheit gestellt. Im »Panikorchester« entwickeln sich Gerinnungsstörungen, Osteoporose Immununterdrückung usw.

Insulin ⟷ Leptin
In fein abgestimmten Aktivitäten bestimmt der Dialog zwischen Insulin und Leptin entscheidend unser Essverhalten – von Appetit über Hunger und Sättigungsgefühl bis hin zu Essstörungen.

Insulin ⟷ Galanin, Neuropeptid Y
In gesunden Verhältnissen wirken diese Boten einem gemeinsamen Ziel (synergistisch) entgegen. Die Balance zwischen Insulin und den Schmerzbotenstoffen Galanin und Neuropeptid Y ist notwendig für das Verständnis der Förderung des Nervenzellwachstums. Bei Dauerbelastung wirken sie als Gegenspieler (antagonistisch). Dann wird die Insulinwirkung attackiert. Gleichzeitig verselbstständigt sich über überschießendes Galanin und Neuropeptid Y das innere körperliche Ungleichgewicht in Richtung Entzündung und chronischen Schmerzen.

Insulin ⟷ Serotonin
Für innere Ruhe, einen gesunden Schlaf-wach-Rhythmus und die muskuläre Entspannung ist die fein gesteuerte Wechselwirkung von Insulin und Serotonin von großer Bedeutung. Bei Entgleisung können Fibromyalgie-Syndrom, chronisches Erschöpfungssyndrom, Schlafstörungen, chronischer Schmerz oder Depression generiert werden.

Insulin ⟷ Oxytocin
Das Empfinden unseres Körpers, unser Körpersinn, ebenso wie unsere Gefühlswelt, unser Bindungs-, Beziehungs- und Sozialverhalten, werden durch die Stressachse unter Mitwirkung von Insulin grundlegend gefärbt und gestört.

Insulin ⟷ Substanz P, Cholecystokinin (CCK)
Insulin, Cortisol sowie die Schmerzbotenstoffe Substanz P und Cholecystokinin ermöglichen dem Organismus bei Stress, Angst und Bedrohung ein optimales Anpassungs- und Bewältigungsverhalten. Entscheidend ist dabei das jeweilige fein abgestimmte Zusammenspiel dieser Botenstoffe. Unter seelischer Dauerbelastung, bei Angst, Depression und Schmerz entgleist diese Feinabstim-

mung; der eine oder der andere Bote steht bestimmend im Vordergrund eines komplexen biologischen Geschehens. Die Beschwerden und Symptome können also primär nicht durch die gezielte Hemmung *eines* speziellen Botenstoffs abgewendet werden, sondern vor allem durch die Unterstützung und das Wiedergewinnen eines biologisch richtigen Zusammenspiels. Wie man aus der Biochemie und Neurobiochemie heute weiß, ist eine Grundbedingung dafür, dass Insulin die Regie übernimmt. Diese Regie ist die Basis von körperlicher und seelischer Gesundheit und damit von Schmerzfreiheit.

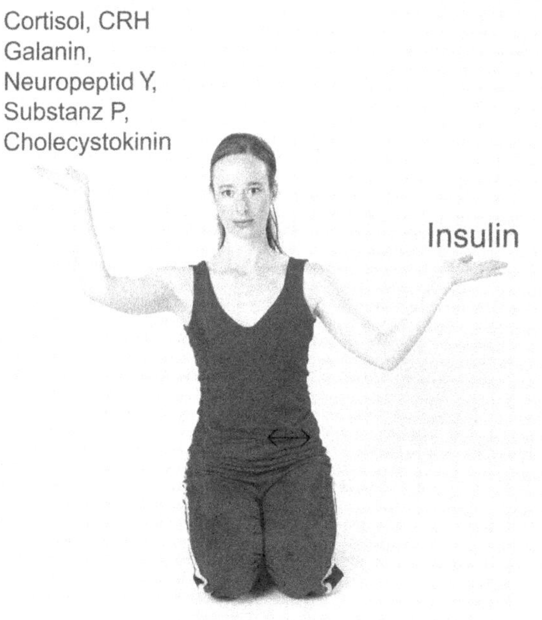

Was können wir tun?

Bewegung

In mehreren Studien wurde gezeigt, dass für die Regulation des Insulinstoffwechsels körperliche Aktivität und das Bewegungsverhalten eine überragende Rolle spielen. Bewegung und insbesondere entstressende Körperübungen können einen zu hohen Insulinspiegel verbessern sowie die Empfindlichkeit der Insulinbindestellen und die Insulinsignalübersetzungswege ökonomisieren. Ebenso können durch Bewegung eine gestörte Glucosetoleranz, Glucoseverwertungsstörung und ein gestörter Glucosetransport sehr günstig beeinflusst werden.

Bewegung stellt damit sowohl die präventive Maßnahme der ersten Wahl dar und ist selbst in entgleisten Stoffwechselsituationen eine effektive therapeutische Maßnahme. Dies gilt nicht nur für betroffene Patienten mit Diabetes mellitus Typ II, metabolischem Syndrom, Depression und Morbus Alzheimer, sondern prinzipiell bei allen Symptombildern, die mit einer Insulinresistenz vergesellschaftet sind.

Selbst die Genübersetzungs- und Signalwege an den Schlüsselpositionen des Stoffwechsels werden für die optimale Regulation und damit Gesundheit aktiviert.

Myokine

Ein wichtiger Aspekt eines effektiven Muskel-Faszien-Trainings sind die sogenannten Myokine: hormonähnliche Botenstoffe, die von der Muskulatur in Bewegung produziert werden. Das Muskelsystem spielt so nicht nur eine Schlüsselrolle im Zucker- und Energiestoffwechsel, sondern es arbeitet auch als ein hormonproduzierendes, sekretorisches Organsystem.

Diese Botenstoffe sind wichtig für:

- die Funktion des Immunsystems,
- neuroregenerative Aktivitäten im Gehirn,
- die Aufbau- und Anpassungsprozesse in den Faszien und im Bindegewebe,
- antientzündliche und schmerzlindernde Vorgänge,
- die Fettverbrennung,
- das Muskelwachstum,
- den Knochenaufbau,
- das Aussprossen neuer Gefäße (für eine bessere Sauerstoffversorgung),
- die Reduktion von Bauch- und Organfett,
- die Mobilisierung von Glucose aus der Leber.

Ernährung
Mit diätetischen Maßnahmen, insbesondere mit einer deutlichen Reduktion von Kohlenhydrat- und damit Insulinbelastung können wir die körperliche Bühne unserer Handlungen in Richtung Umkehrung der Insulinresistenz führen. Auch freie Fettsäuren sollten wir dabei in unserem Ernährungsplan vermindern (vgl. Mosetter u. a. 2013).

Stabilisierung des Energiehaushalts
Eine grundlegende therapeutische Maßnahme kann der Handlungsansatz mit der Unterstützung des Energiestoffwechsels sein. ATP (Adenosintriphosphat) ist die Grundenergiewährung unseres Organismus. Ohne die für die ATP-Produktion notwendige Glucose kommen alle lebenswichtigen Prozesse zum Erliegen. Gleichzeitig sind unter diesen Bedingungen alle weiteren Schritte der Gesundung und Entstressung, auch eine innere Entgiftung, nicht mehr gewährleistet. So sollten Gehirnstoffwechsel, Leberstoffwechsel und Muskelstoffwechsel gleichermaßen synchron unterstützt werden.

Die stressassoziierte Insulinresistenz mit Glucoseverwertungsstörung muss notwendigerweise umgangen werden. Insulin und seine Rezeptoren benötigen zentral und peripher eine Schonungs- und Erholungsmöglichkeit. Anstatt eines versagenden, insulinabhängigen Verbrennungssystems mit Glucose sollte ein alternatives Treibstoff- und Verbrennungssystem aktiv werden.

Eine Möglichkeit, direkt bei dem gestörten Insulinhaushalt (Insulinresistenz) anzusetzen, bietet D(+)-Galactose. Galactose ist ein einfacher, natürlicher Zucker, der in Milch vorkommt und auch vom menschlichen Organismus selbst produziert wird. Der entscheidende Punkt ist: Galactose kann vom Organismus *insulinunabhängig* aufgenommen werden; sie kann den zellulären Versorgungsengpass und die Insulinresistenz über einen Umgehungsweg (quasi einen *molekularen Bypass*) ausgleichen: Galactose gelangt in die Zellen und wird in Glucose umgewandelt. Dadurch wird sowohl die Energiebilanz ausgeglichen wie auch der Baustoffwechsel der Zellen aufrechterhalten oder repariert (vgl. Mosetter u. a. 2013; Salkovic-Petrisic u. a. 2013).

Wirkspektrum der D(+)Galactose

Gerüst- und Baustoffwechsel: Ausgezehrte Gerüst- und Baustrukturen, Plasmamembrane, Rezeptoren, Ionenkanäle, Enzyme sowie Strukturen innerhalb und außerhalb der Zellen – Glukosaminoglykane, Proteoglykane und Botenstoffsysteme – sollten im Hinblick auf Wiederaufbau, tief greifende Regenerierung und Erholung berücksichtigt werden.

Durch die Gabe von Galactose kann die reduzierte Glucoseaufnahme aufgehoben werden, da Galactose im Unterschied zur Glucose nicht insulinabhängig aufgenommen wird. Damit steht genügend Substrat für den Baustoffwechsel (Aufrechterhaltung der Zellstruktur) und den Energiestoffwechsel zur Verfügung, da die für den Baustoffwechsel benötigte Galactose quantitativ in Glucose umgewandelt wird, die dann für die Gewinnung von Energie zur Verfügung steht. Die reduzierte, zellschädigende Minderversorgung des Zentralnervensystems durch Glucose wird durch die Gabe von Galactose umgangen.

Der Stoff, aus dem die Faszien und die Myokine sind: Heteroglykane bilden die Grundstruktur aller Glykosaminoglykane und Proteoglykane. Sie benötigen als Grundbaustein immer Galactoseanteile. Und über diesen Baustoffwechselweg werden sowohl die Faszien als auch Myokine in ihrem Grundgerüst synthetisiert.

Regeneration des Nervensystems: Ein gestresstes Nervensystem und neuromolekulare Schaltkreise sollen sowohl bezüglich Energiemetabolismus als auch in Steuer- und Wachstumsfunktionen entlastet und im Sinne einer Weichenstellung in Richtung Aufbau und Regeneration beeinflusst werden.

Natürliche Entwicklungs- und Regenerationsschritte im Zusammenhang von Synaptogenese und Neurogenese mit entsprechend notwendigen axonalen Transportmechanismen sollten aktiviert werden. Galactose spielt für die Entwicklung des Zentralnervensystems im axonalen Transport eine herausragende Rolle. Für den schnellen axonalen Transport im Dienste des Nervenzellwachstums ist Galactose der entscheidende Präkursor für alle Glykoproteine und Glykolipide. Dynamische Struktur, Ausrichtung und Funktion des Cytoskelettes im

Dienste einer optimalen Entwicklung und Reifung werden dabei vor allem über Galactose mitbestimmt.

Diese Prozesse sind nicht nur für frühe Reifungsprozesse entscheidend, sondern können über die gesamte Lebensspanne im Prozess der Neurogenese dann aktiv sein, wenn Bedarfsfunktionen, Materialverfügbarkeit und Umgebungsmilieu aufeinander abgestimmt sind.

Endogene Entgiftung: Im Stressstoffwechsel anfallendes, irreversibles Ammoniak, welches Ionenkanäle, Rezeptoren und Nervenzellen schädigt, sollte einem alternativen Stoffwechselweg zugeführt werden.

Aus toxischen Metaboliten und Ammoniak sowie Ammoniumäquivalenten werden mit Galactose Aminosäuren gebildet. In diesem Prozess findet eine Detoxifikation im Sinne einer endogenen Entgiftung mit Recyclingcharakter statt.

Anaboler Stoffwechsel: Die katabole abbauende Stoffwechselsituation mit Eiweiß- und Aminosäurenverlust sollte unbedingt in aufbauende und anabole Wege umgeleitet werden. Galactose gewährleistet genau diese Prozesse über die Verstoffwechselung von Ammoniak in die Synthese von Aminosäuren.

Energiespeicher: Chronischer Stressstoffwechsel ist dadurch gekennzeichnet, dass nach einem intrazellulären Glucosemangel alle verfügbaren Speicher im Dienste des Überlebens herangezogen werden. Außer Glykogen werden schließlich Ketonkörper, Laktat und Glutamat zur Energiegewinnung herangezogen. Galactose füllt alle Speicher auf. Vor allem die Glykogenspeicher in Muskel und Leber garantieren ein verlängertes Leistungsvermögen. Speziell für besondere Belastungen des muskulären Systems bietet Galactose auch von dieser Seite eine grundlegende und elegante Unterstützung.

Antioxidantien: Erst die Eröffnung der dysregulierten Energieverhältnisse mit Glucoseverwertungsstörung über die insulinunabhängige Bypass-Passage von D(+)-Galactose kann unter pathophysiologischen Voraussetzungen die einzelnen Antioxidantien wie Vitamin C, E, B, Selen usw. wieder ins Spiel einer physiologischen Wirkung bringen.

Übersäuerung durch Stress und Bewegungsmangel

Stress und Bewegungsmangel erzeugen Übersäuerung; Übersäuerung provoziert Schmerz. Deshalb sollten wir immer wieder entschlacken und entsäuern (vgl. Mosetter u. a. 2012; 2013).

Entschlacken und Entsäuern

Zunächst sollen diese beiden sehr einfach und banal klingenden Begriffe etwas näher veranschaulicht werden. Erst recht vor dem Hintergrund, dass Hochschulmediziner diese Begriffe häufig belächeln, obwohl ihre Bedeutsamkeit in einer Königsdisziplin der Universität, der Biochemie, differenziert beschrieben und beforscht ist. Genau von diesem Fach leiten sich wichtige Anwendungs- und einfache Handlungsmöglichkeiten ab.

Entschlackung – das ist in der Tat ein irreführender Begriff, der eigentlich im Bereich der Metallgewinnung und der Eisenhütten angesiedelt ist. Schlacken sind dort die Rückstände, die sich bei der Gewinnung von Eisen bilden. Solche Prozesse kommen im menschlichen Organismus nicht vor. Was also ist beim Menschen Entschlackung?

Eine »Grundsubstanz« unseres Körpers ist die Interzellularsubstanz. Das ist eine gallertartige Flüssigkeit, in der alle Zellen eingebettet sind, ernährt werden und entscheidend mitgesteuert werden. Innerhalb dieser *extrazellulären Matrix* liegt das ganze Kapital des Körpers zur Regeneration. Vorläufer und Reservezellen für Knochenaufbau (Osteoblasten), Knorpelaufbau (Chondroblasten), Muskelaufbau (Myoblasten), Bindegewebe (Fibroblasten) und Haut (Keratane) warten und reifen hier je nach Bedarf. Wichtige Botenstoffe für unser Immunsystem (körpereigene Interferone, Interleukine) und spezifische Abwehr- und Fresszellen befinden sich in dieser Zwischenzellflüssigkeit gleichsam in einer Warteschleife. Sogar die Ernährung von Nervenzellen wird über die Glia (eine nervenunterstützende und ernährende Substanz) reguliert und gewährleistet.

In diesem Milieu wird die Entgiftung, das Recycling von Abbauprodukten und auch ein sinnvoller programmierter Zelltod von entarteten Zellen garantiert. Die Struktur dieser Zwischenzellsubstanz besteht aus Zucker-Eiweiß-Zucker-Molekülverbindungen. Diese sind als Informationsträger aktiv und gewährleisten gleichzeitig Schutz und Stabilität. Auch die Funktionstüchtigkeit der Blut-Hirnschranke ist von diesem Milieu abhängig. In verwobenem Kontakt mit den Zellwänden sind spezielle Zucker-Eiweiß-Verbindungen für den Schutz vor Umweltgiften zuständig. Sowohl fremde wie körpereigene giftige Stoffwechselabbauprodukte werden so aus den Zellen gepumpt und über Transportwege des Extrazellulärraumes beseitigt oder sehr häufig sogar recycelt.

Unter Bedingungen von chronischer Belastung, Stress und damit Energiemangel gehen der Antrieb zur Entgiftung und die ökonomische Basis dafür verloren. Wenn die Energiewährung des Organismus (der Energieträger ATP, Adenosintriphosphat) zu sehr beansprucht wird und damit auch die Recycling-Möglichkeiten eingeschränkt sind, häuft sich unweigerlich Ammoniak an.

Ammoniak ist ein Zellgift, welches auch unter muskulärer Dauerbelastung und unter chronischer Leberbelastung zu einer Schwächung aller gesunden Regelkreise (auch des Gehirns) führt. Unter diesen Bedingungen werden nicht nur der Muskel und das Bindegewebe belastet, sauer (Laktat mit pH-Abfall) und schmerzhaft, sondern auch das Klima, das Milieu der Interzellularsubstanz. Eine Familie von Entzündungseiweißen (zum Beispiel Tumornekrosefaktor-alpha) und Stressbotenstoffen wird überaktiv und führt über eine weitere Verschiebung des pH-Wertes ins saure Milieu zur Weichenstellung für Krankheit und Schmerz.

Im sogenannten oxidativen Stress werden über Ammoniak und freie Radikale (hochreaktive, toxische Sauerstoff- und Nitritpartikel) in diesem sauren Milieu zellzerstörende Veränderungen eingeleitet: Körpereigene Eiweiße, Botenstoffe, Enzyme, lebenswichtige Bestandteile der Zellwände, wichtige Bindestellen (Rezeptoren) und sogar Betriebs- und Bauvorschriften für die Erbsubstanz im Zellkern werden »ranzig, rostig und giftig«. So erstickt der Organismus gleichsam von innen heraus. Auf Dauer wird dies zur Hauptursache vieler Erkrankungen und zu einem wichtigen Nährboden für chronischen Schmerz. Dies nennt man Verschlackung.

Die einzelnen Schritte dieser Verschlackung, Übersäuerung und inneren Vergiftung im Energiemangel bei gleichzeitig erhöhtem Energieverbrauch in Beruf und Alltag führen außerdem in eine weitere Problematik. Veränderungen der Insulinbindestellen bei erhöhten Zuckerwerten im Blut führen zu einer Insulinresistenz. Da Glucose nur in Abhängigkeit von Insulin und Insulinbindestellen ins Innere der Zelle gelangt, entgleisen weitere Regel- und Kontrollsysteme des Organismus.

Wenn wir in einem Reinigungsprozess entschlacken, abnehmen und entgiften wollen, muss eine grundlegende Regel lauten: Der Weg der Entschlackung, des Abbaus von Giften, muss immer begleitet sein von einem Aufbau der Versorgung mit Nährstoffen und Energie.

Zusammenfassung

Erst chronische Dauerbelastung und Stress, Bewegungsmangel und Immobilisation sowie ein falsches Ernährungsverhalten führen zu einer Eskalation der Botenstoffe des Körpers in Richtung Körperschmerz. *Erst dann* beginnen die entsprechenden Boten ein Eigenleben in einem Szenario psychischer innerer Belastung, Krankheit, Immunschwäche, weiteren Körperstresses und Körperschmerzes.

Das heißt, diese Botenstoffe spiegeln in ihrer Aktivität und Wirkweise unser Verhalten wider. Sie passen sich dynamisch unseren persönlichen und damit den physiologischen Verhältnissen an.

Auf Dauer, wenn sich diese Boten und damit die Physiologie verselbstständigen, stellen sich die gesunden Gleichgewichte nicht mehr ohne Weiteres von selbst ein. Dann entgleitet uns die Regie, und ein entsprechendes Bühnenbild bestimmt unser Erleben, unser Drehbuch und unseren Handlungsspielraum.

Dies aber ist nicht der Beweis für eine Naturgesetzlichkeit, wie wir sie oft von klassischen Disziplinen und Vertretern der Medizin und der Biologie erklärt bekommen, sondern lediglich eine Zustandsbeschreibung entsprechend der aktuellen, verrückten Gesamtverhältnisse.

Gleichwohl ist eine Umkehrung der Verhältnisse in solchen Situationen nicht immer einfach. Oft bedarf es einer professionell strukturierten, stufenweisen Überführung in die Möglichkeit einer neuen Ausrichtung und Gestaltung der physiologischen Gleichgewichte.

Körperachtsamkeit mit den Übungen in diesem Ratgeber sowie die folgenden flankierenden Maßnahmen ermöglichen uns zielgerichtete Schritte in Richtung natürlicher und gesundender Aktivität dieser Boten.

Literatur

Bauer, J. (2002). *Das Gedächtnis des Körpers. Wie Beziehungen und Lebensstile unsere Gene steuern*. Frankfurt a. M.: Eichborn.

Birbaumer, N. und Schmidt, R. F. (2003). *Biologische Psychologie*. (5. Aufl.) Berlin: Springer.

Engel, A. K. und König, P. (1998). Das neurobiologische Wahrnehmungsparadigma. Eine kritische Bestandsaufnahme. In: A. K. Engel und P. Gold (Hrsg.). *Der Mensch in der Perspektive der Kognitionswissenschaften*. Frankfurt a. M.: Suhrkamp, S. 156–194.

Fuchs, T. (2000). *Leib, Raum, Person. Entwurf einer phänomenologischen Anthropologie*. Stuttgart: Klett-Cotta.

Iyengar, B. K. S. (2005). *Licht auf Yoga: Das grundlegende Lehrbuch des Yoga*. Bern, München, Wien: O. W. Barth.

Luczak, Hania (2015). Der innere Halt. Faszinierende Faszien. In: GEO 02/2015. S. 96–119.

Merleau-Ponty, M. (1966). *Phänomenologie der Wahrnehmung*. (1945. Phénoménologie de la Perception, Paris: Gallimard) Aus dem Französischen übersetzt und eingeführt durch eine Vorrede von R. Boehm. Berlin: Walter de Gruyter.

Milz, H. (1994). *Der wiederentdeckte Körper: Vom schöpferischen Umgang mit sich selbst*. München: DTV.

Mosetter, K. (2013). Schmerzen als Ausläufer von Stoffwechselbelastungen. In: Schweizerische Zeitschrift für Ganzheitsmedizin – Swiss Journal of Integrative Medicine 25. S. 33–38.

Mosetter, K. (2015). Längentraining für Muskeln, Faszien und das Gehirn. Teil 1 und 2. In: F & G – Zeitschrift für Fitness und Gesundheit 6, 7.

Mosetter, K. / Mosetter, R. (2003). *Kraft in der Dehnung. Ein Praxisbuch bei Stress, Dauerbelastung und Trauma*. (17. Auflage 2022). Ostfildern: Patmos.

Mosetter, K. / Mosetter, R. (2006). *Myoreflextherapie Band 1: Einführung in Muskelfunktion und Schmerz*. (2. Aufl.; 1. Aufl. 2001) Konstanz: Vesalius.

Mosetter, K. / Mosetter, R. (2010). *Myoreflextherapie Band 2: Regulation für Körper, Gehirn und Erleben*. Konstanz: Vesalius.

Mosetter, K. / Mosetter, R. (2015). *Wie der Rücken die Seele und die Seele den Rücken heilt: Die Psychologie der Muskeln – Mit hochwirksamen Faszien-Übungen*. München: Arkana/Random House.

Mosetter, K. / Pape, D. / Cavelius, A. (2012). *Die vier Kräfte der Selbstheilung*. München: Gräfe und Unzer.

Mosetter, K. / Simon, W. A. / Probost, T. / Cavelius, A. (2013). *Zucker. Der heimliche Killer*. München: Gräfe und Unzer.

Müller, D. G. / Schleip, R. (2011). Faszien Fitness: Faszien-orientiertes Training für Sport, Gymnastik und Bewegungstherapie. In: Terra Rosa e-magazine 7.

S. 1–11. (Online unter: http://de.scribd.com/doc/52170144/Terra-Rosa-eMagazine-Issue-7#scribd.)

Salkovic-Petrisic, M. / Osmanovic-Barilar, J. / Knezovic, A. / Hoyer, S. / Mosetter, K. / Reutter, W. (2013). Long-term oral galactose treatment prevents cognitive deficits in male Wistar rats treated intracerebroventricularly with streptozotocin. In: Neuropharmacology 77C. S. 68–80.

Sangharakshita (2004). *Buddhas Meisterworte für Menschen von heute: Satipatthana-Sutta*. Aus dem Englischen von Jochen Lehner. München: Lotos.

Schleip, R. (2004). Die Bedeutung der Faszien in der manuellen Therapie. In: Deutsche Zeitschrift für Osteopathie 1, S. 10–16.

Schleip, R. / Findley, T. W. / Chaitow, L. / Huijing, P. A. (2014). *Lehrbuch Faszien: Grundlagen, Forschung, Behandlung*. München: Urban & Fischer, Elsevier.

Schmitz, H. (1995). *Der unerschöpfliche Gegenstand*. Grundzüge der Philosophie. (2. Aufl.) Bonn: Bouvier.

Straus, E. (1956). *Vom Sinn der Sinne. Ein Beitrag zur Grundlegung der Psychologie.* (2. Aufl.) Berlin, Göttingen, Heidelberg: Springer.

Strian, F. (1996). *Schmerz. Ursachen, Symptome, Therapien*. München: C. H. Beck.

Uexküll, T. v. / Fuchs, M. / Müller-Braunschweig, H. / Johnen, R. (Hrsg.) (1997). *Subjektive Anatomie. Theorie und Praxis körperbezogener Psychotherapie.* Stuttgart, New York: Schattauer.

Vetter, C. (1999). Schmerztherapie – Stiefkind der Medizin. In: Medical Economics 02, S. 17–24.

Weizsäcker, V. v. (1997). Der Gestaltkreis, dargestellt als psychophysiologische Analyse des optischen Drehversuchs. In: V. v. Weizsäcker. *Gesammelte Schriften*. Bd. 4. Frankfurt a. M.: Suhrkamp, S. 23–61.